Ein Ausmalbuch für Erwachsene

EULEN
zum Ausmalen und Relaxen

Casilda Berlin

Besuchen Sie die Autorin Casilda Berlin und holen Sie sich
3 kostenlose Bilder zum Ausmalen:

www.casilda-berlin.de

ISBN: 1530448069
ISBN-13: 978-1530448067

Herzlich willkommen in der bunten Welt der Ausmalbilder

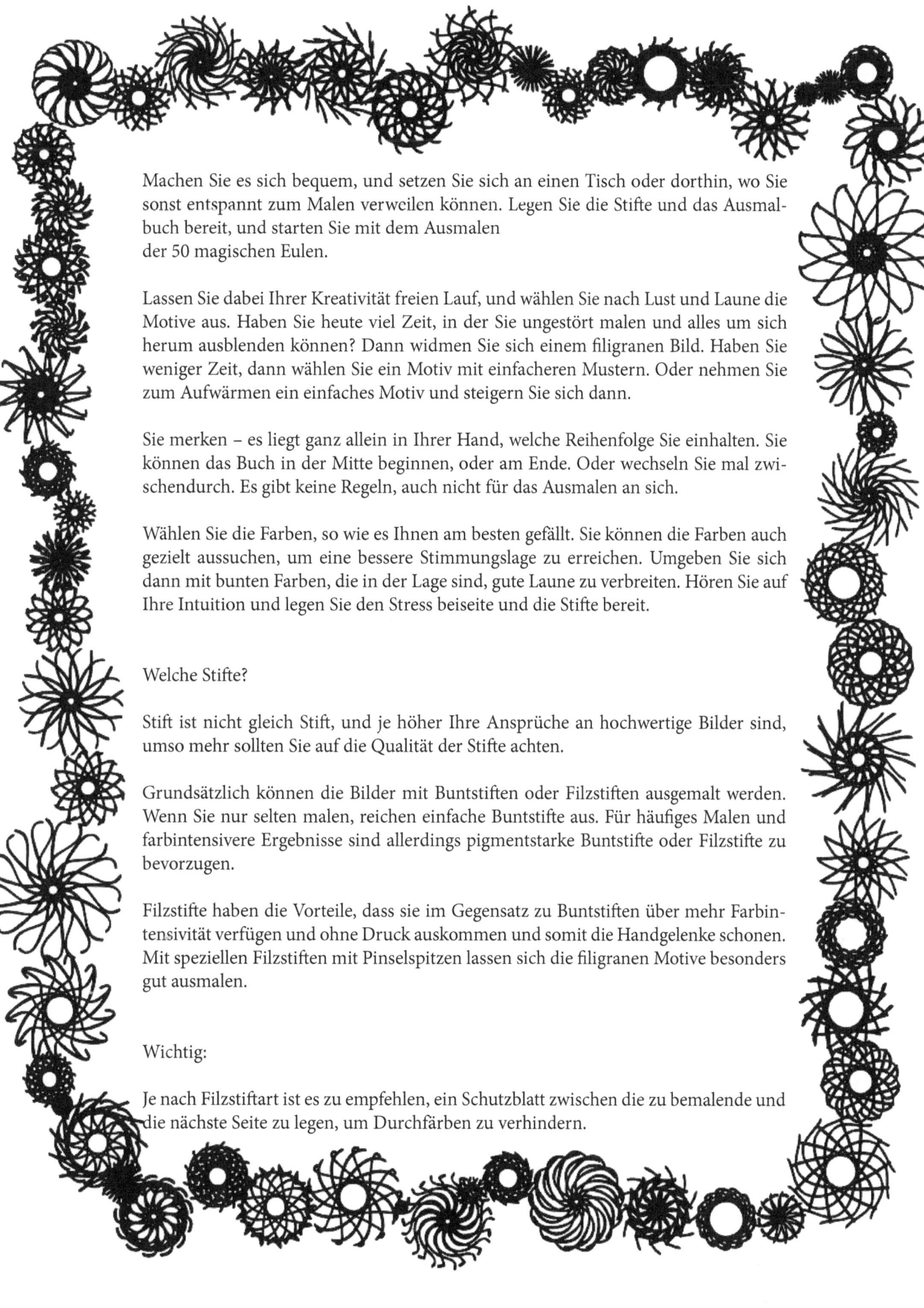

Machen Sie es sich bequem, und setzen Sie sich an einen Tisch oder dorthin, wo Sie sonst entspannt zum Malen verweilen können. Legen Sie die Stifte und das Ausmalbuch bereit, und starten Sie mit dem Ausmalen der 50 magischen Eulen.

Lassen Sie dabei Ihrer Kreativität freien Lauf, und wählen Sie nach Lust und Laune die Motive aus. Haben Sie heute viel Zeit, in der Sie ungestört malen und alles um sich herum ausblenden können? Dann widmen Sie sich einem filigranen Bild. Haben Sie weniger Zeit, dann wählen Sie ein Motiv mit einfacheren Mustern. Oder nehmen Sie zum Aufwärmen ein einfaches Motiv und steigern Sie sich dann.

Sie merken – es liegt ganz allein in Ihrer Hand, welche Reihenfolge Sie einhalten. Sie können das Buch in der Mitte beginnen, oder am Ende. Oder wechseln Sie mal zwischendurch. Es gibt keine Regeln, auch nicht für das Ausmalen an sich.

Wählen Sie die Farben, so wie es Ihnen am besten gefällt. Sie können die Farben auch gezielt aussuchen, um eine bessere Stimmungslage zu erreichen. Umgeben Sie sich dann mit bunten Farben, die in der Lage sind, gute Laune zu verbreiten. Hören Sie auf Ihre Intuition und legen Sie den Stress beiseite und die Stifte bereit.

Welche Stifte?

Stift ist nicht gleich Stift, und je höher Ihre Ansprüche an hochwertige Bilder sind, umso mehr sollten Sie auf die Qualität der Stifte achten.

Grundsätzlich können die Bilder mit Buntstiften oder Filzstiften ausgemalt werden. Wenn Sie nur selten malen, reichen einfache Buntstifte aus. Für häufiges Malen und farbintensivere Ergebnisse sind allerdings pigmentstarke Buntstifte oder Filzstifte zu bevorzugen.

Filzstifte haben die Vorteile, dass sie im Gegensatz zu Buntstiften über mehr Farbintensivität verfügen und ohne Druck auskommen und somit die Handgelenke schonen. Mit speziellen Filzstiften mit Pinselspitzen lassen sich die filigranen Motive besonders gut ausmalen.

Wichtig:

Je nach Filzstiftart ist es zu empfehlen, ein Schutzblatt zwischen die zu bemalende und die nächste Seite zu legen, um Durchfärben zu verhindern.

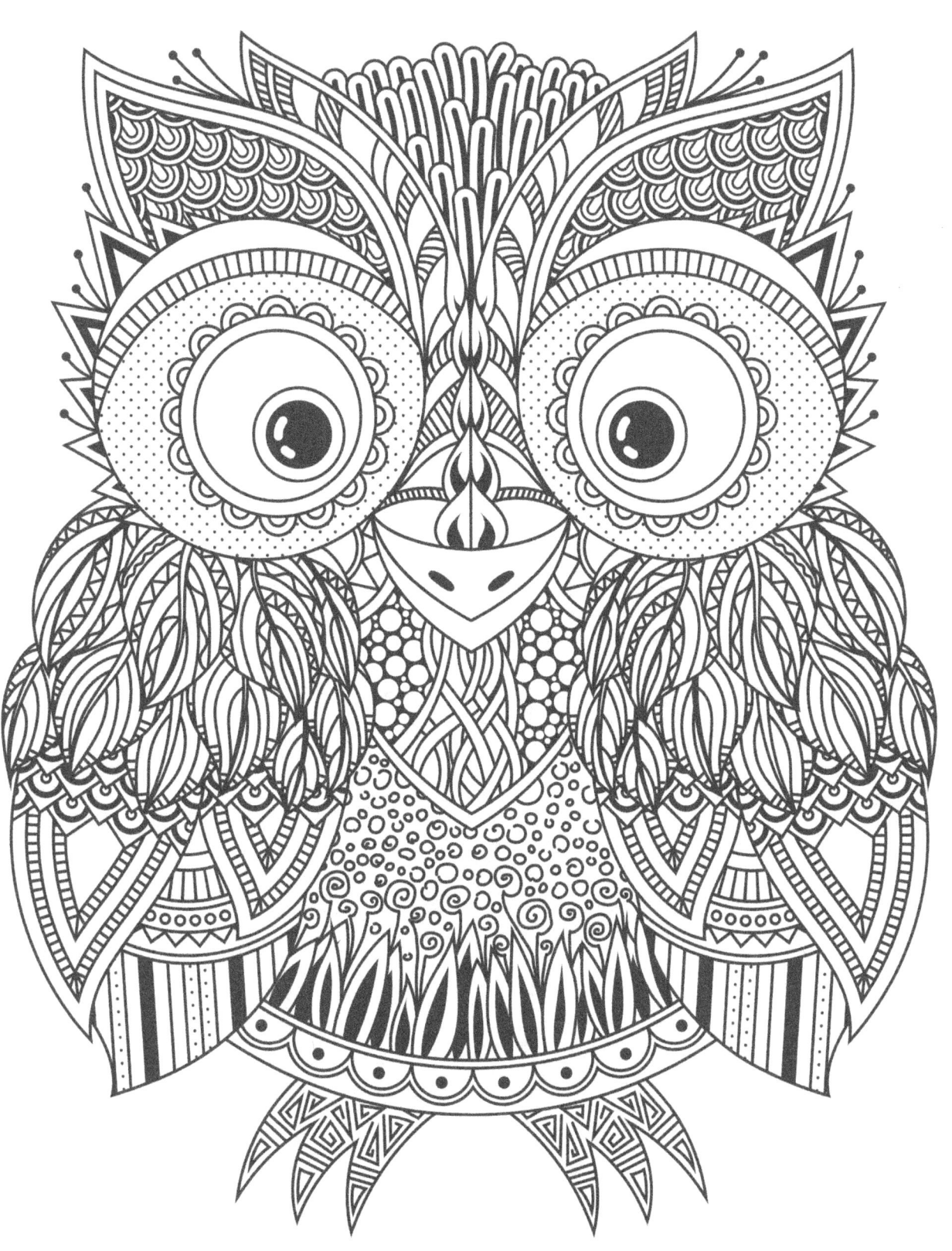

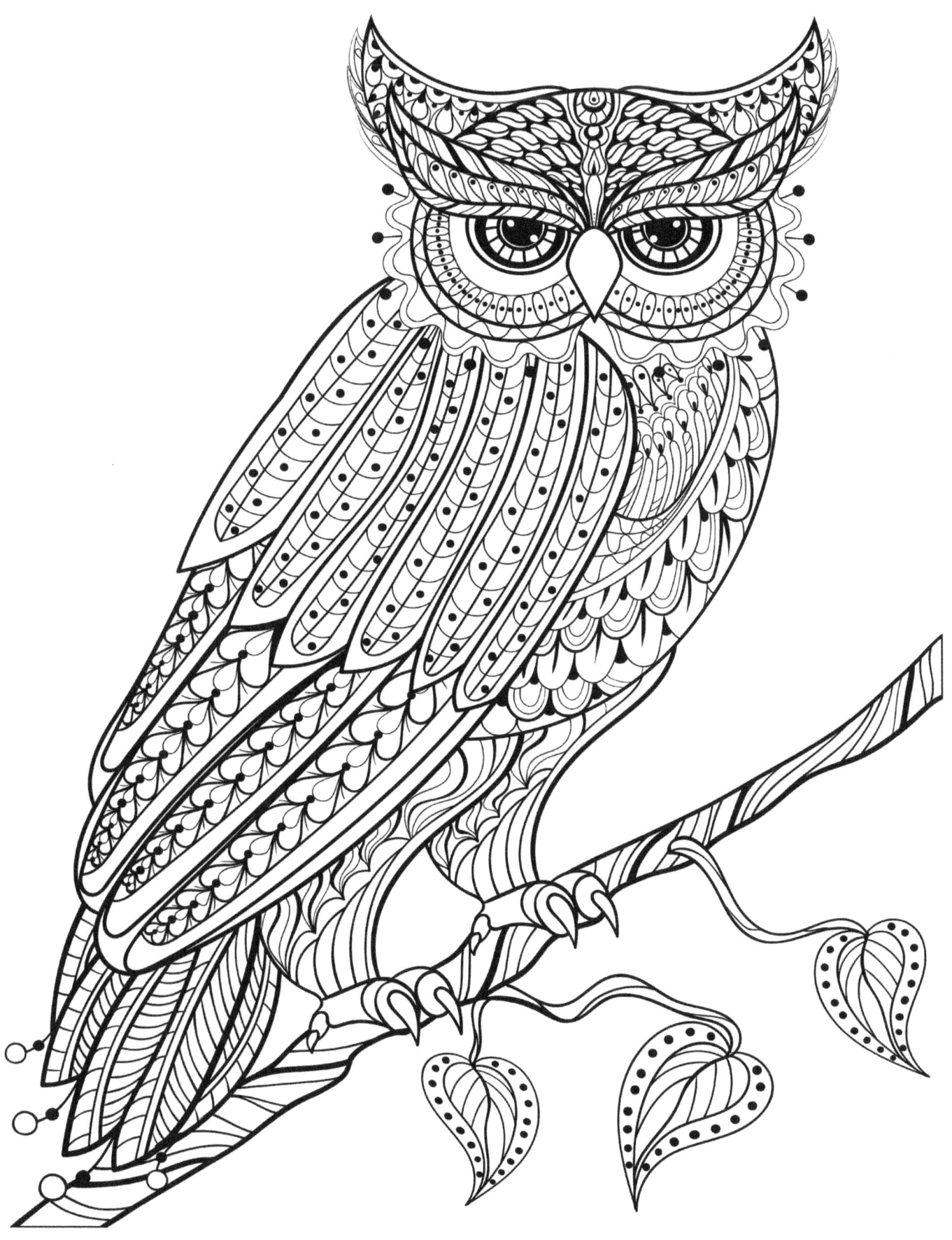

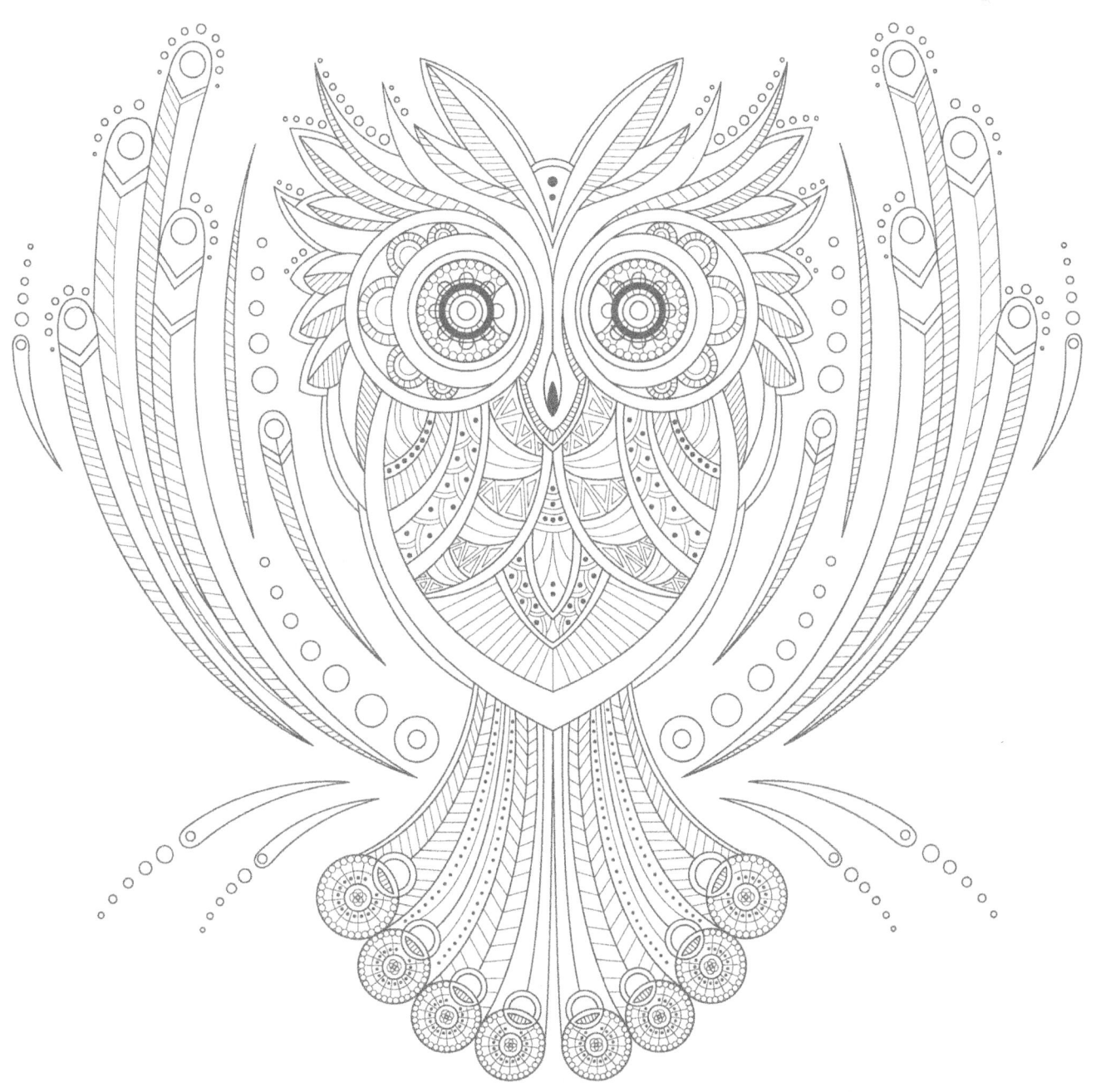

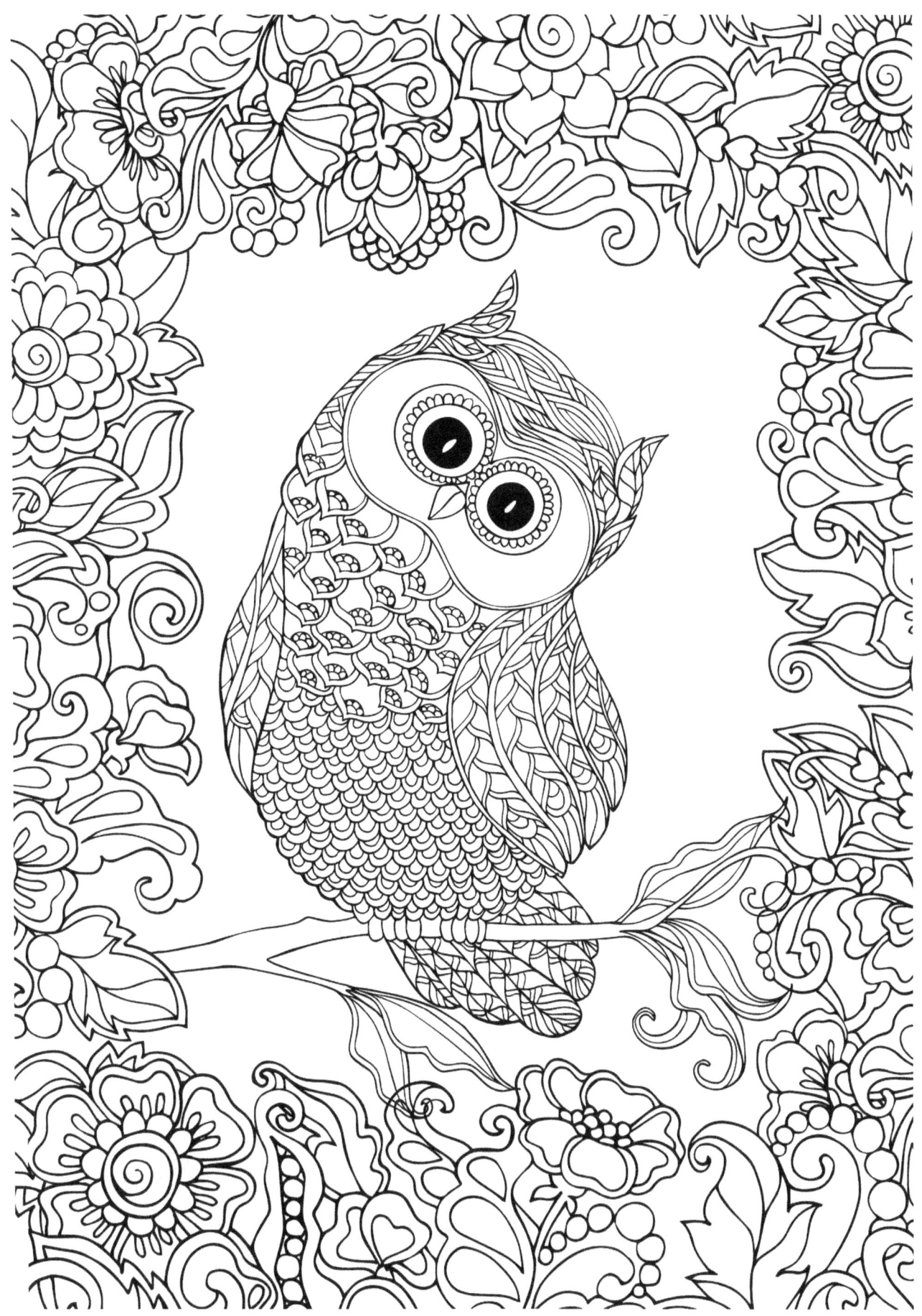

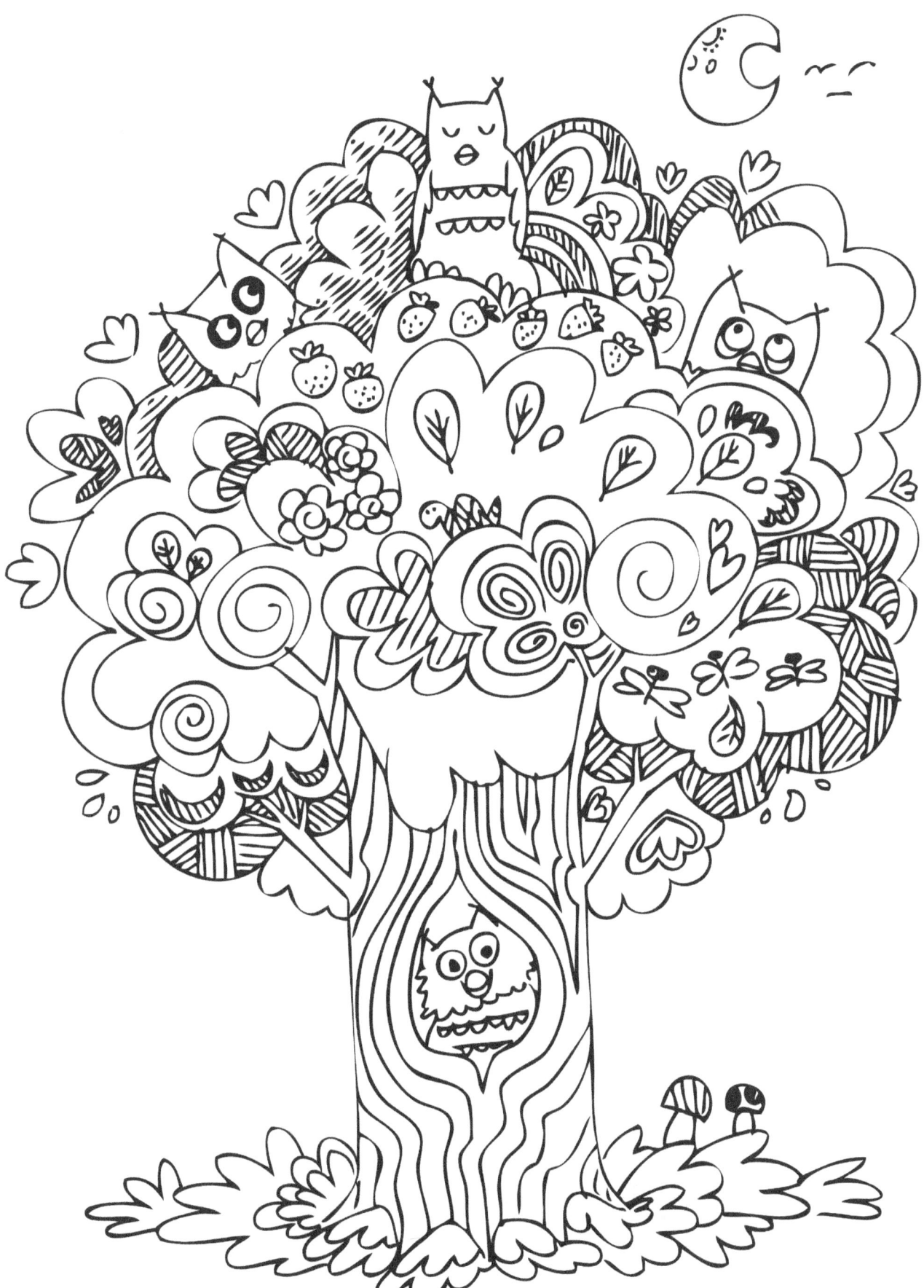

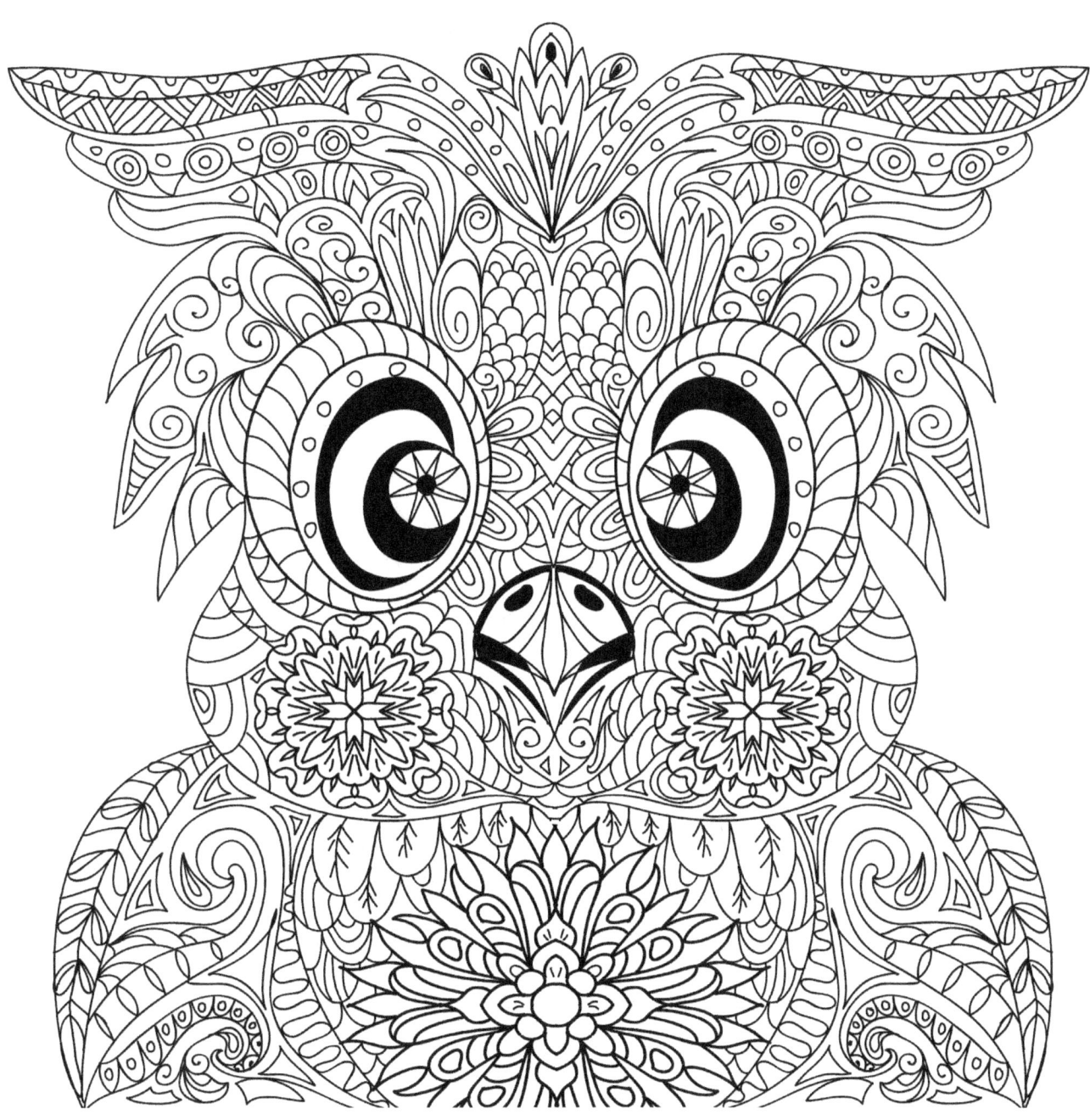

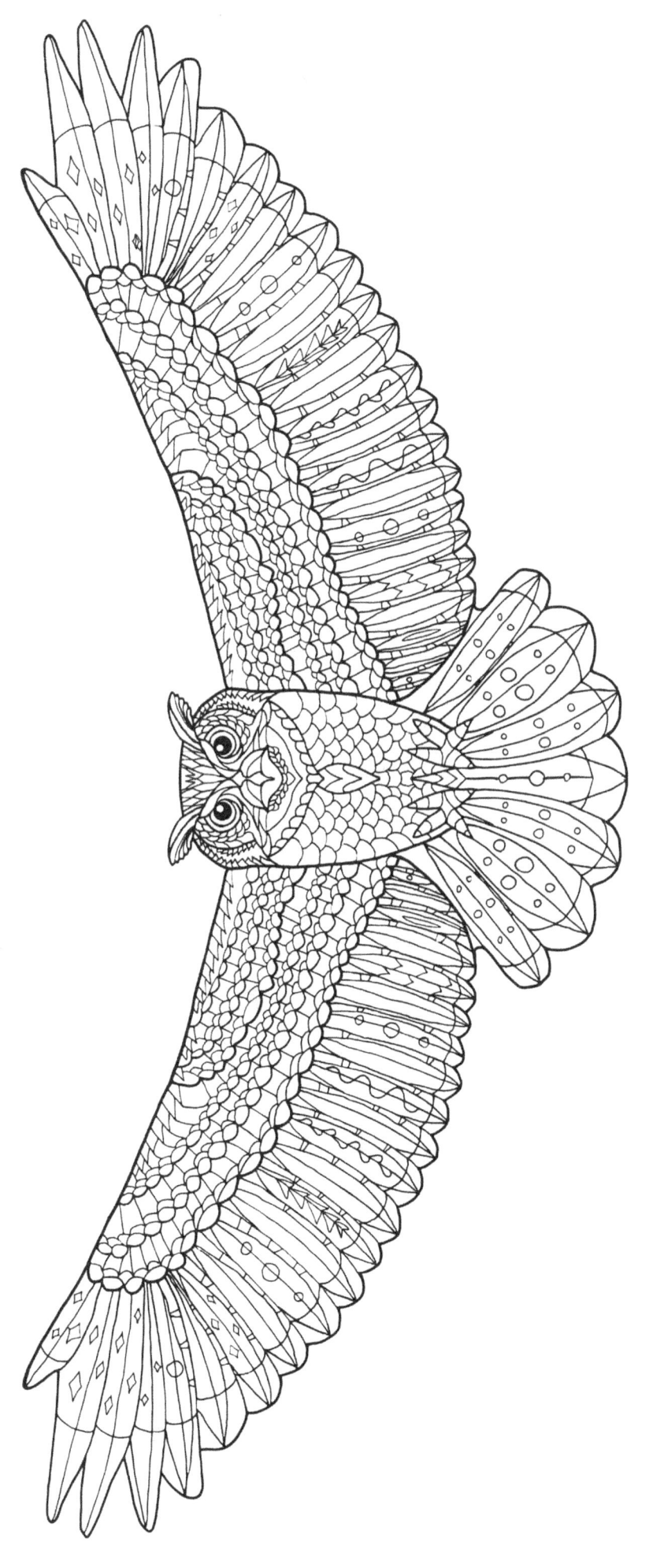

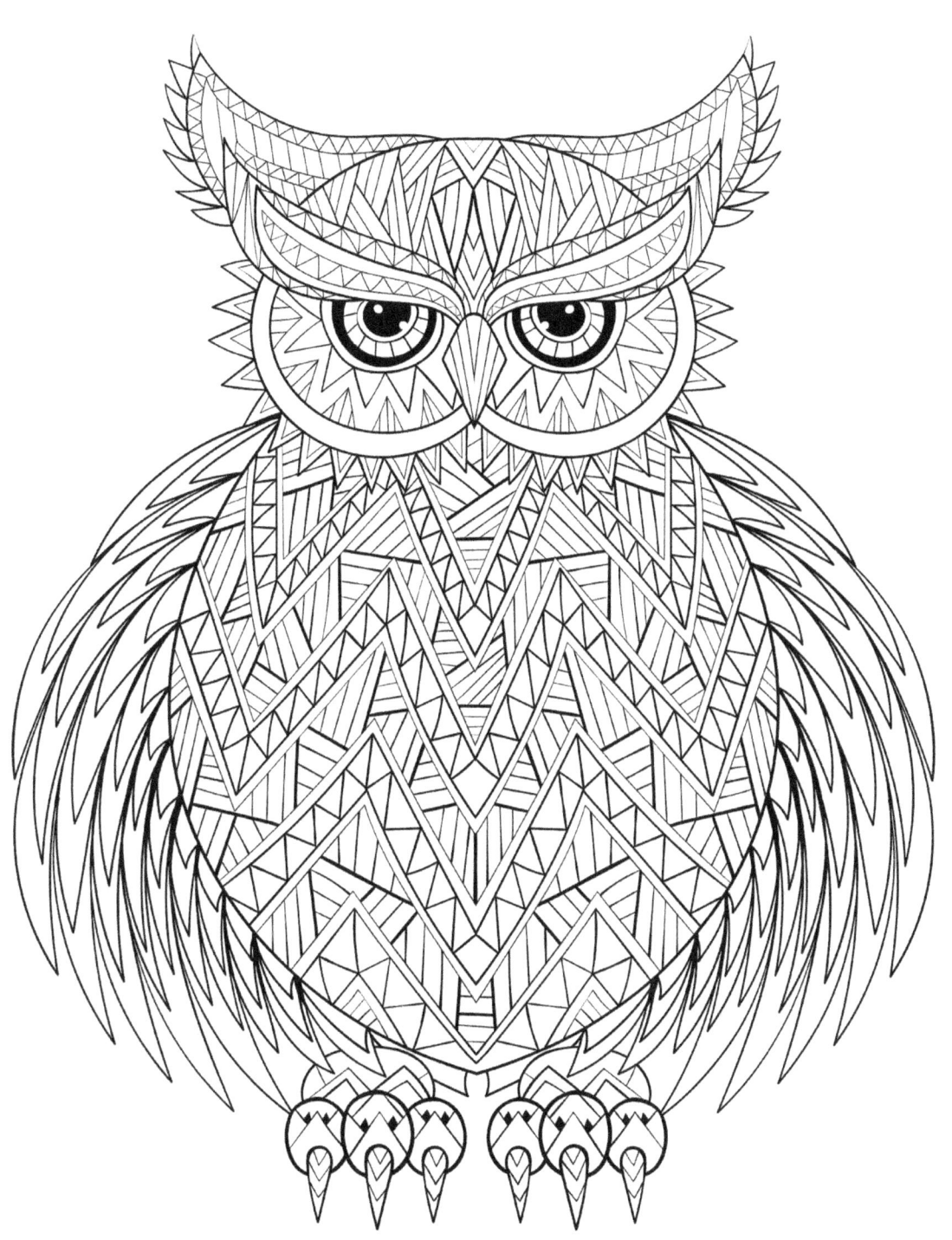

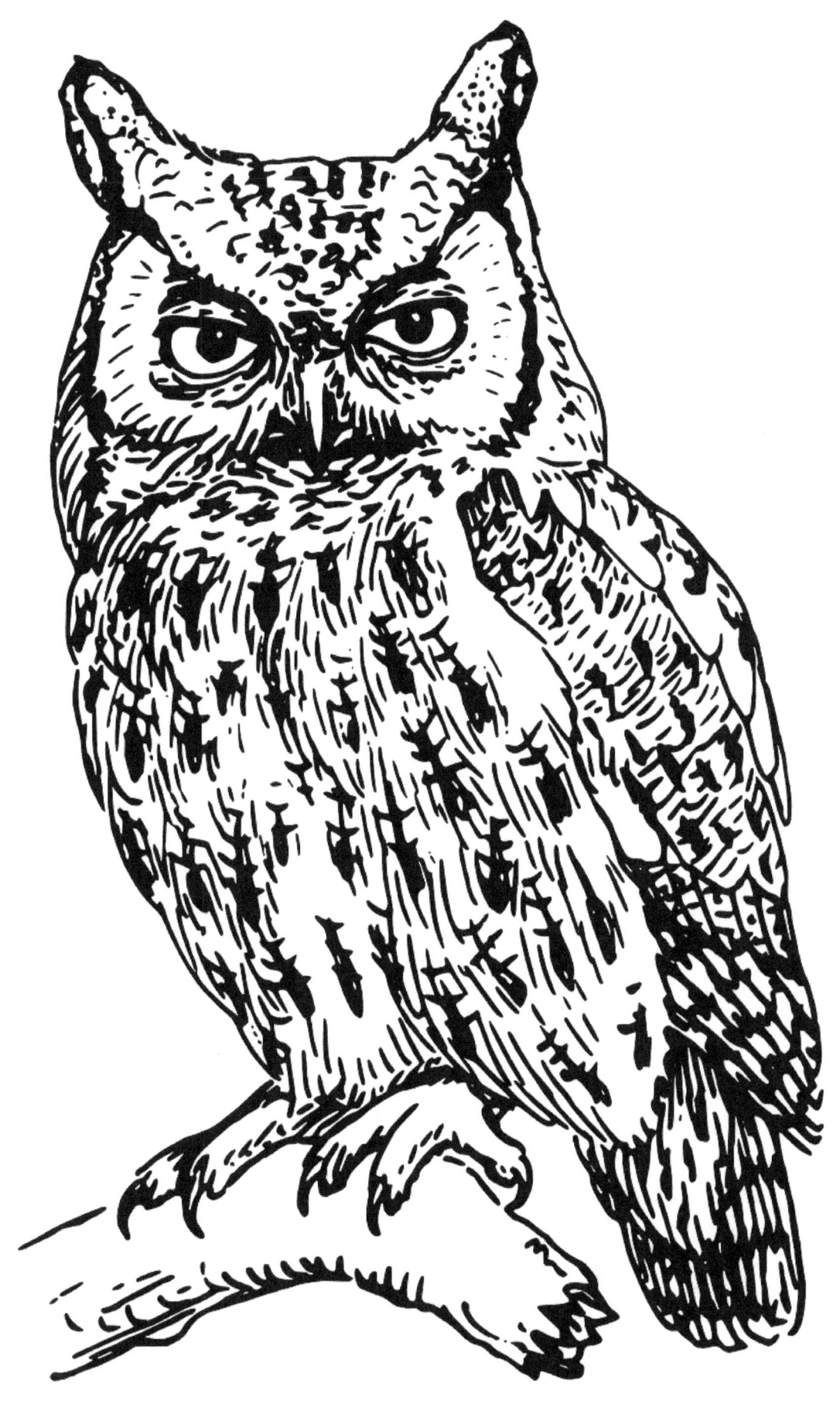

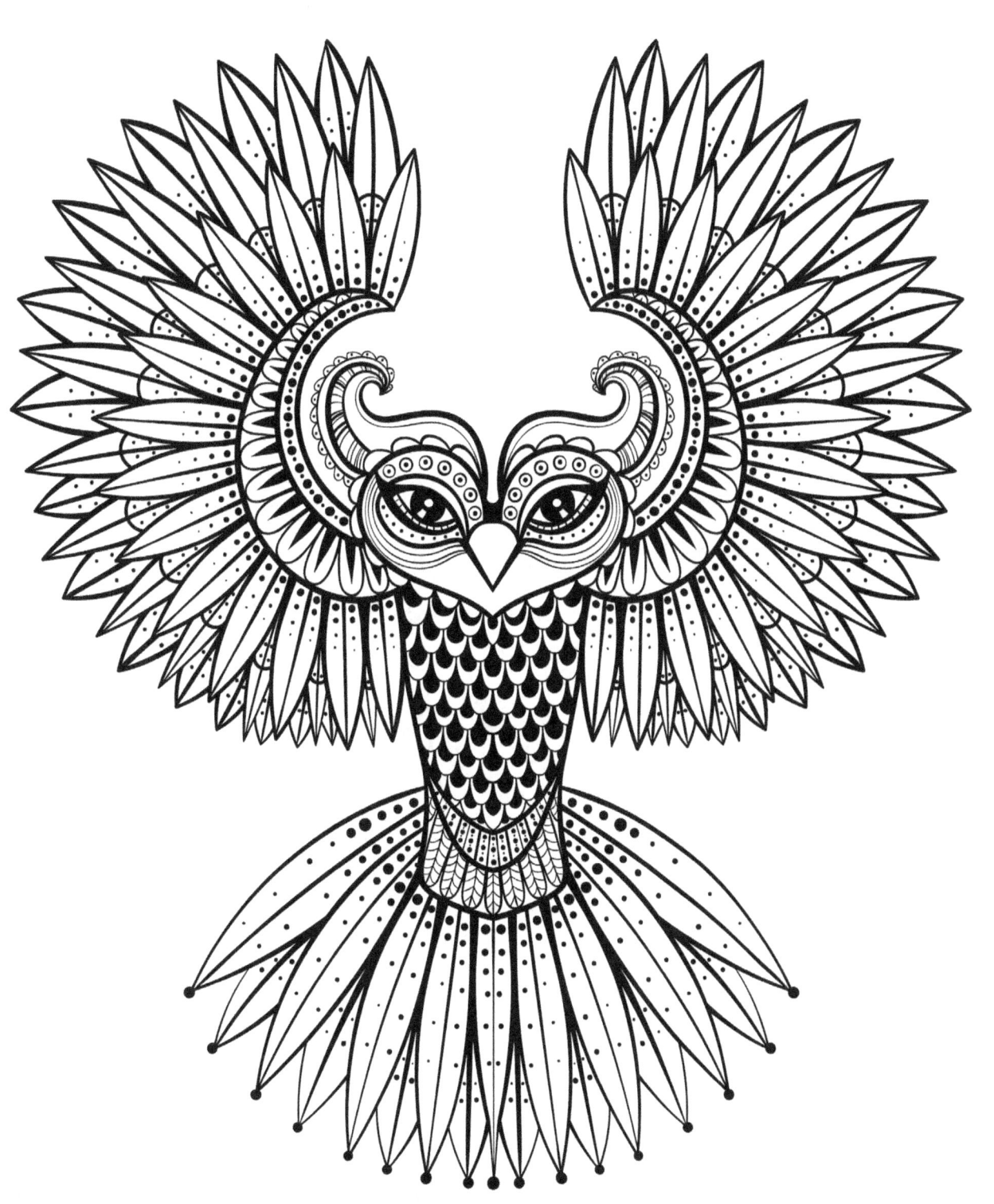

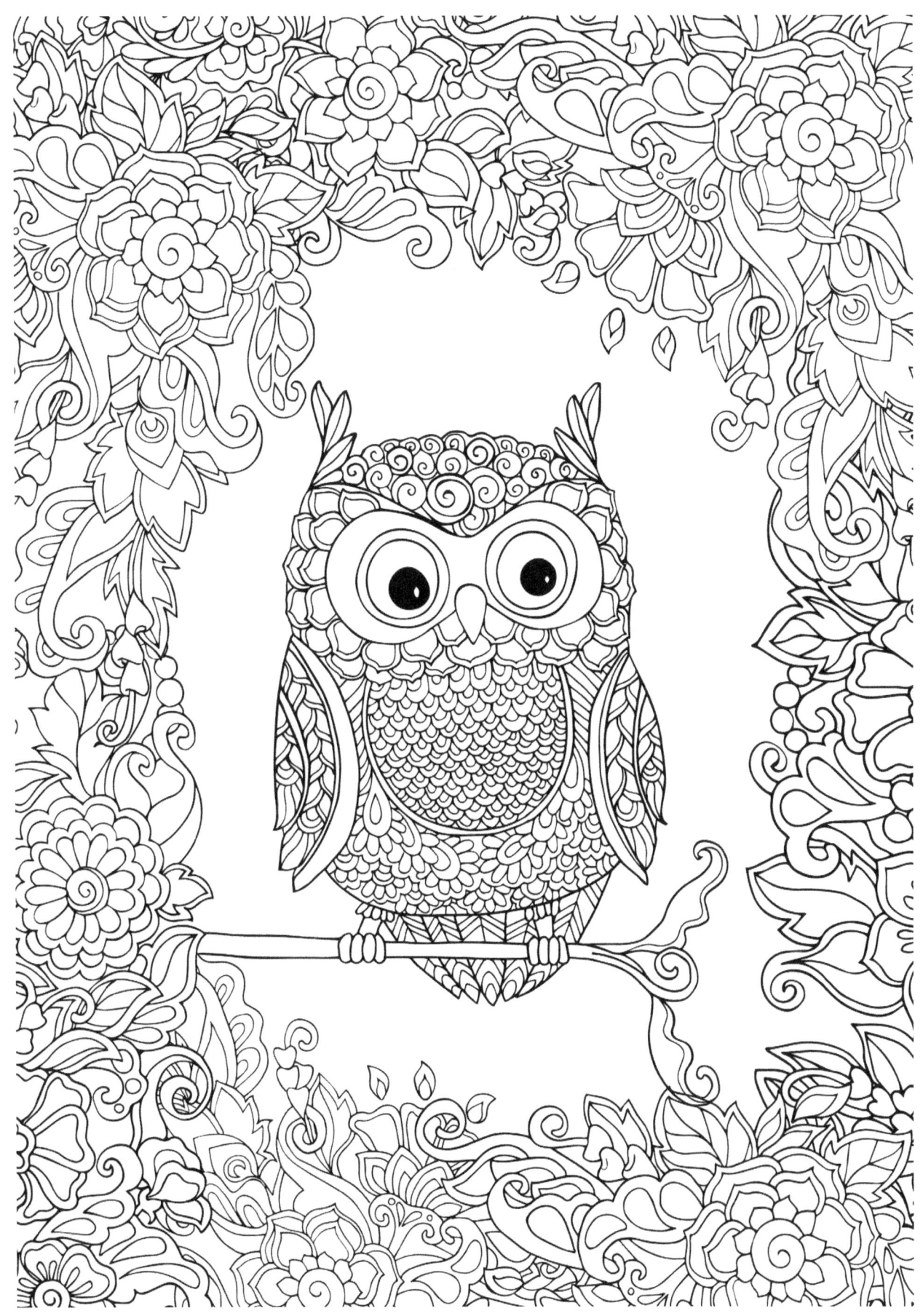

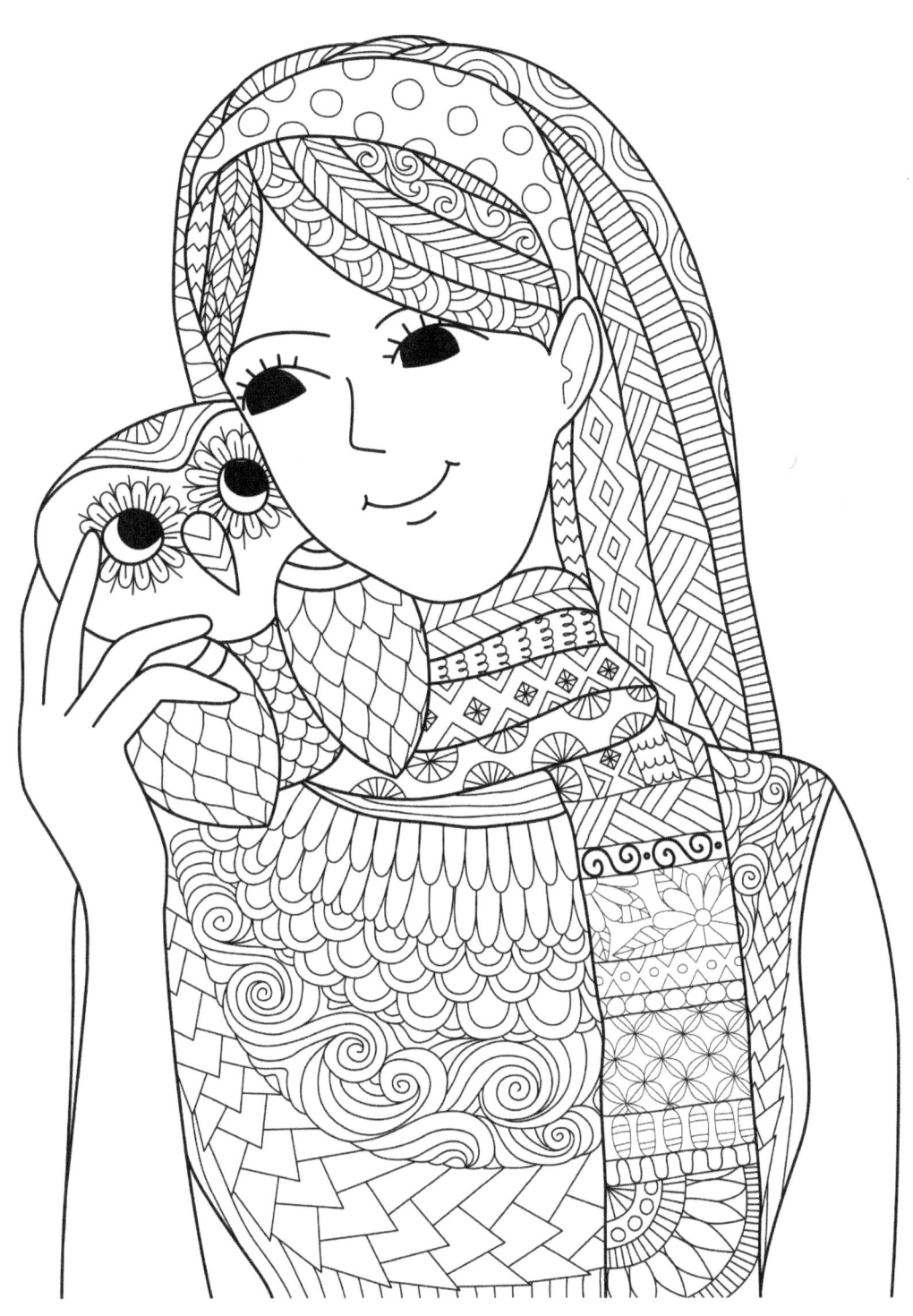

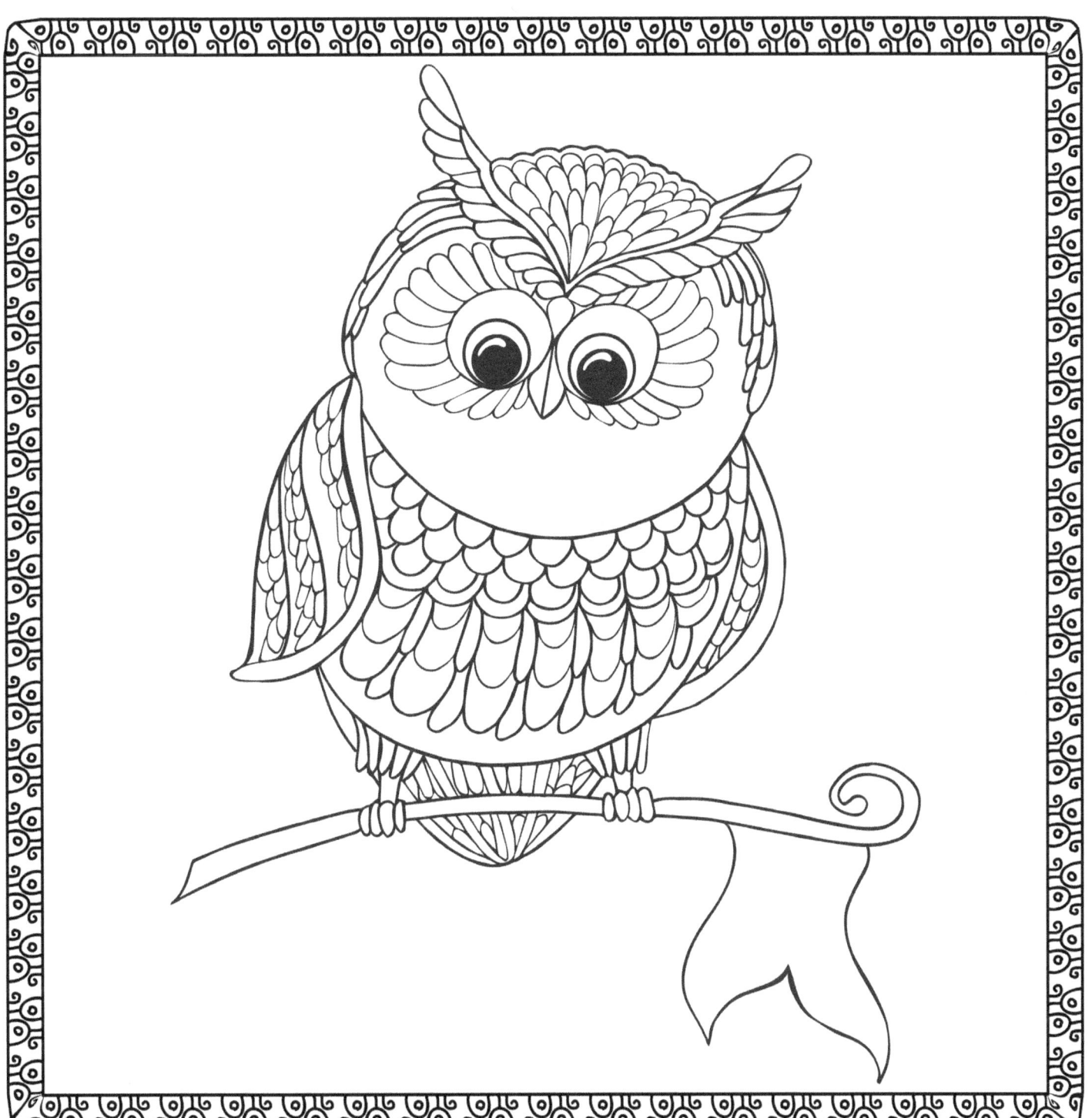

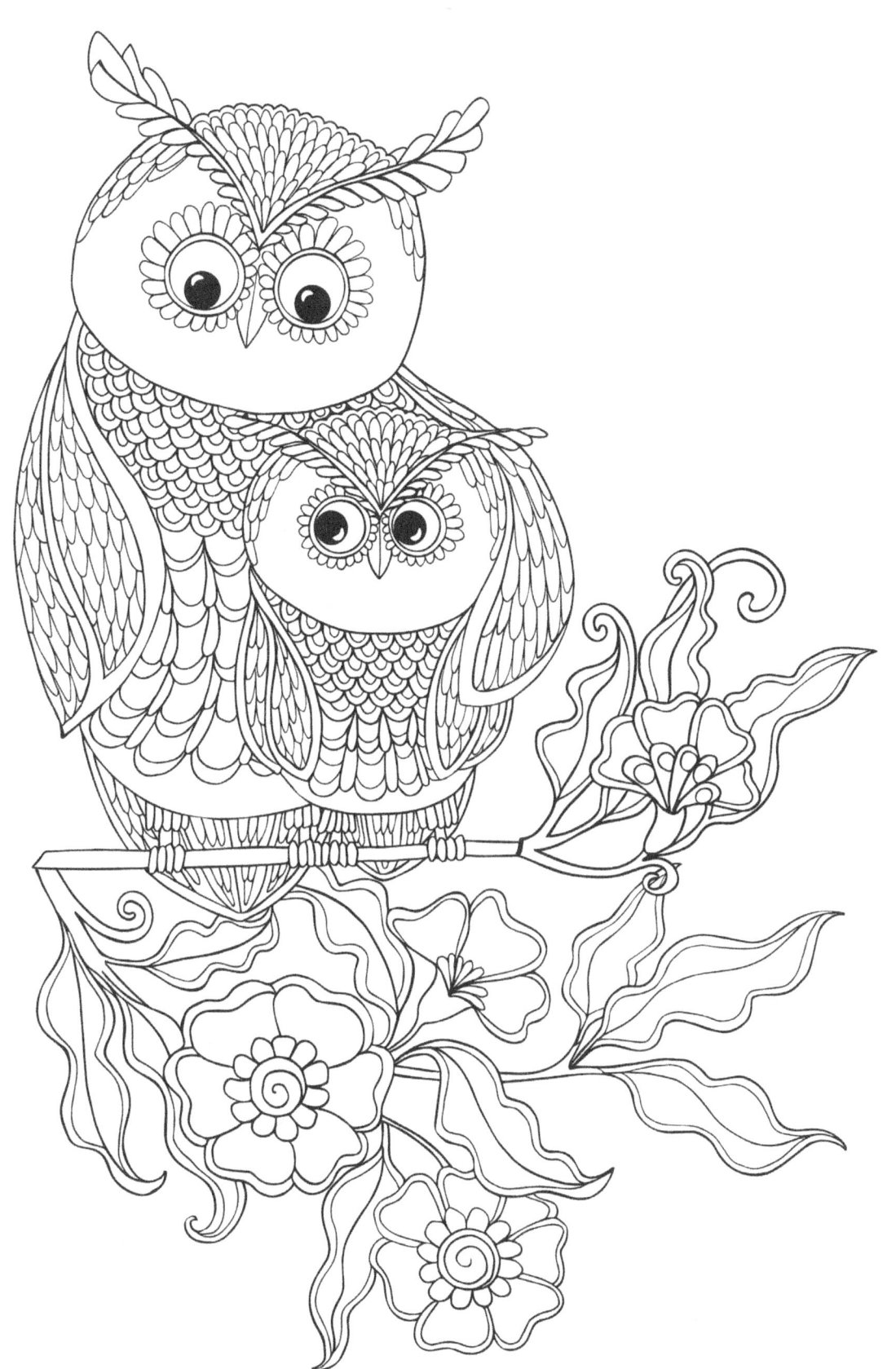

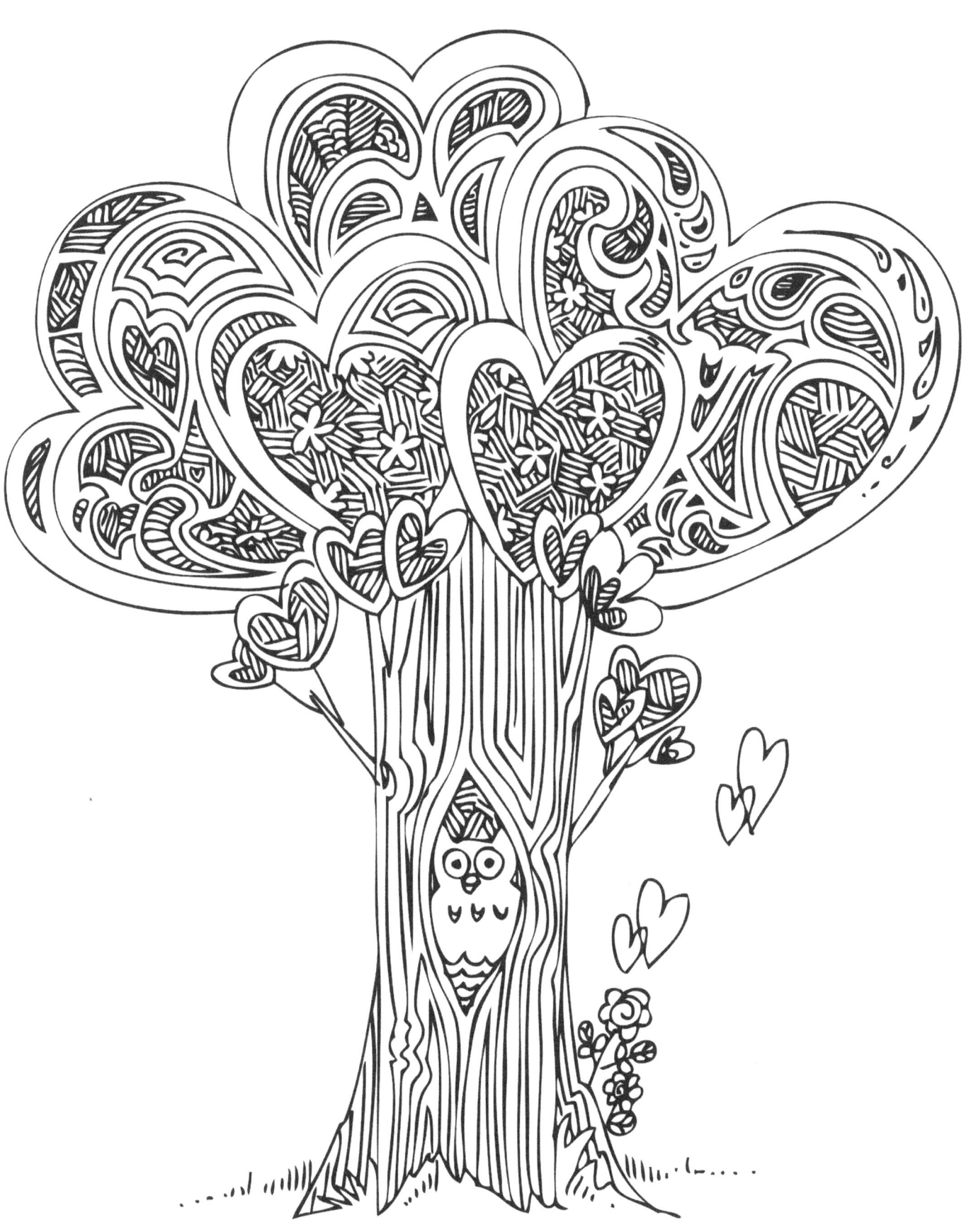

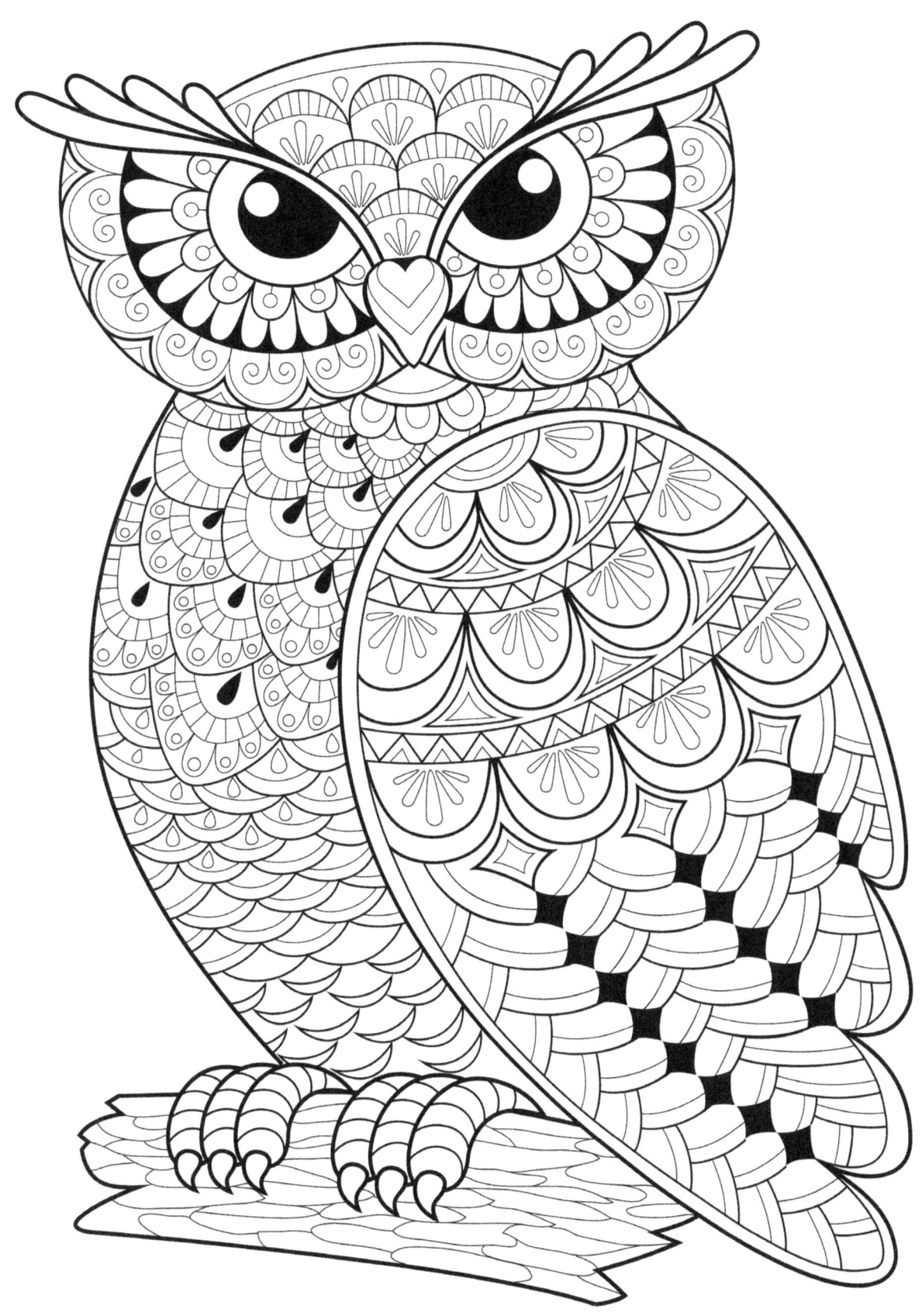

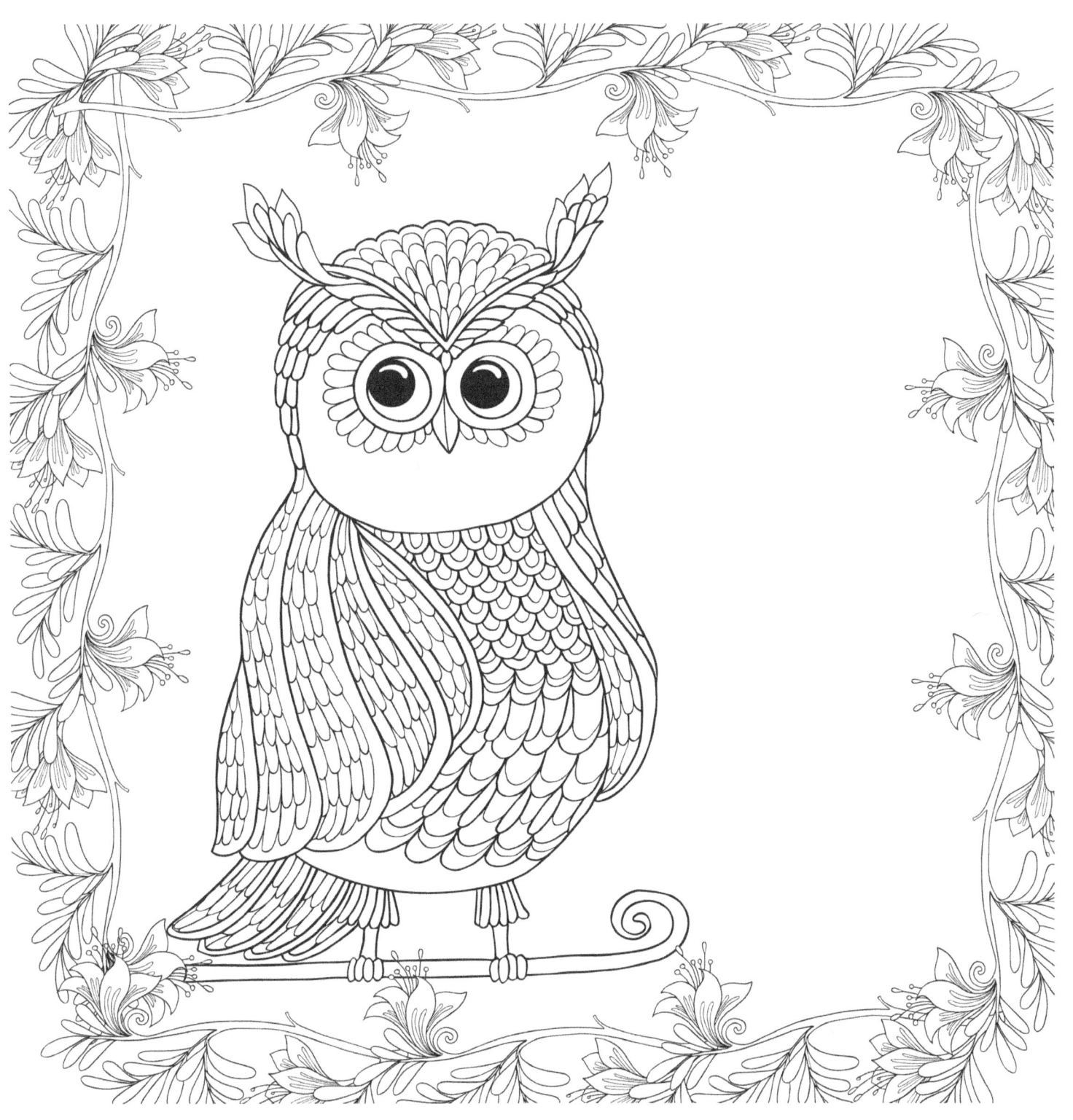

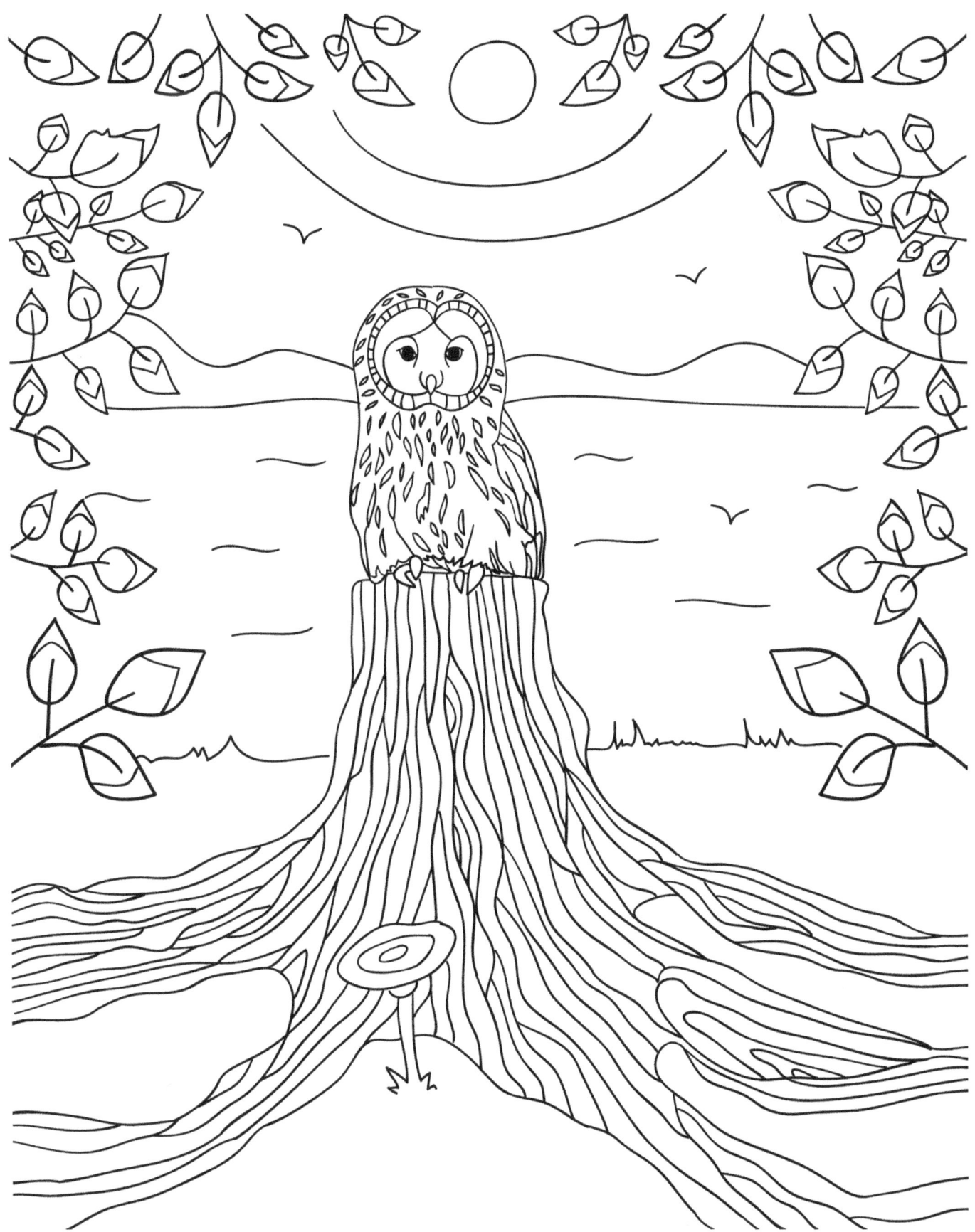

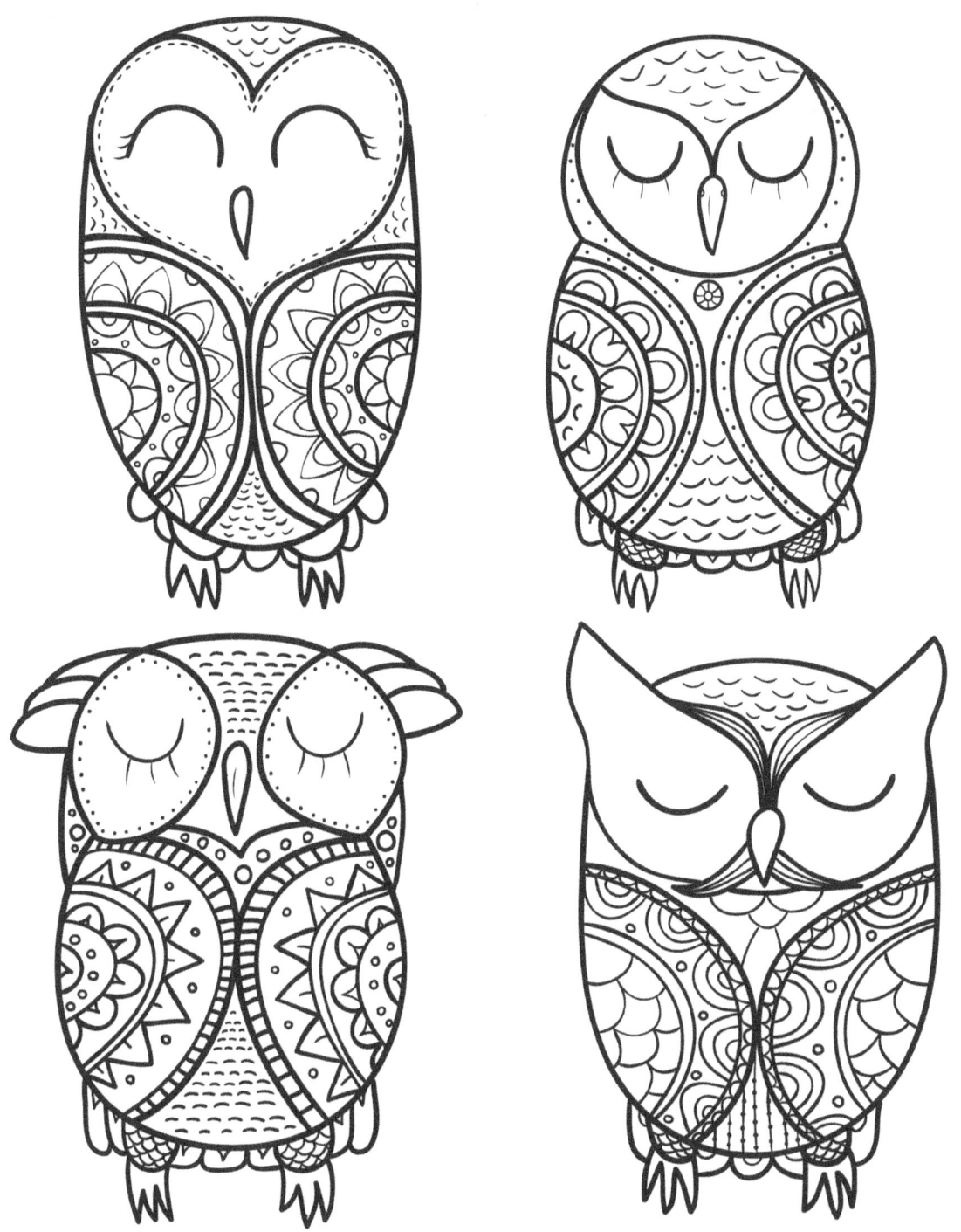

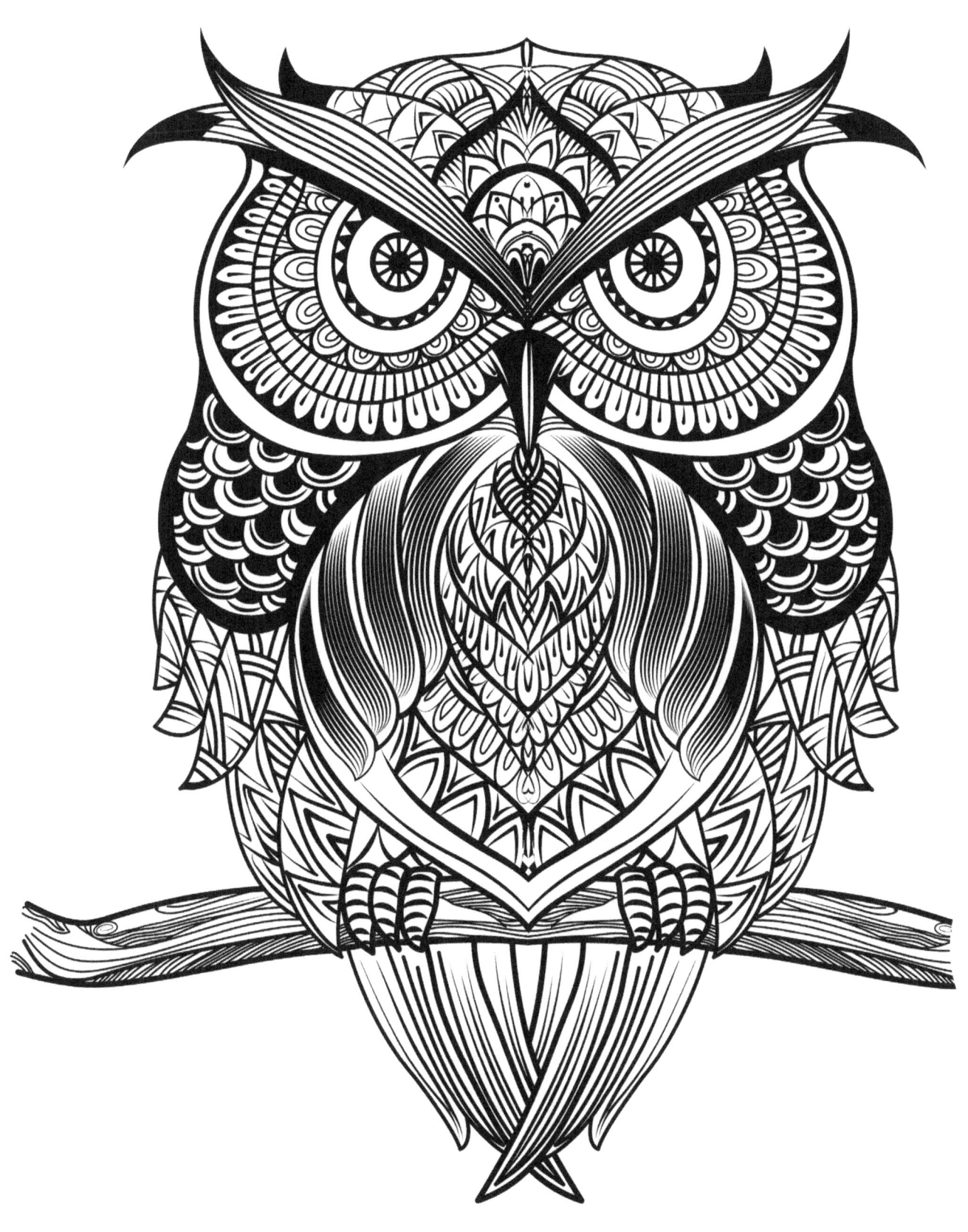

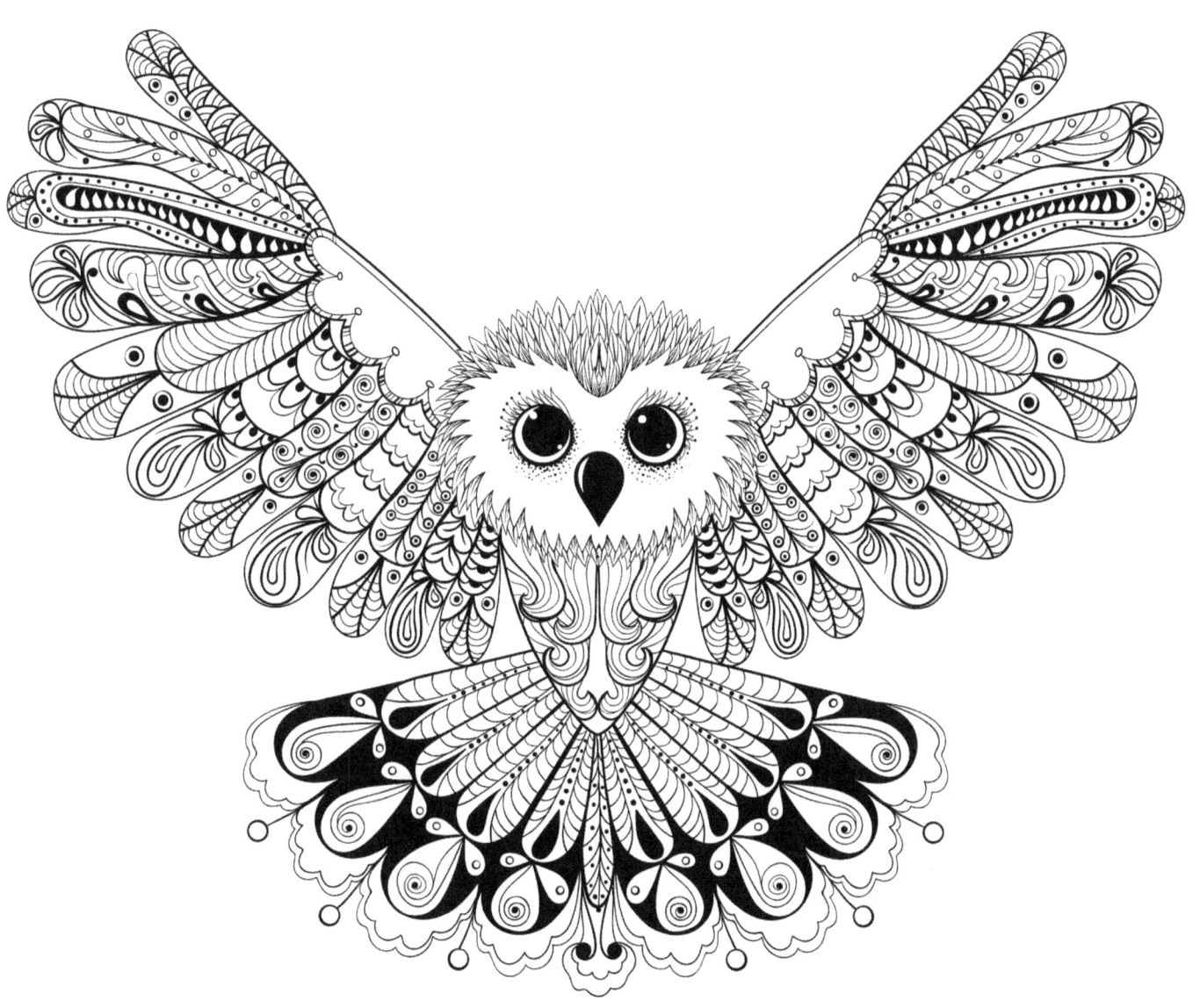

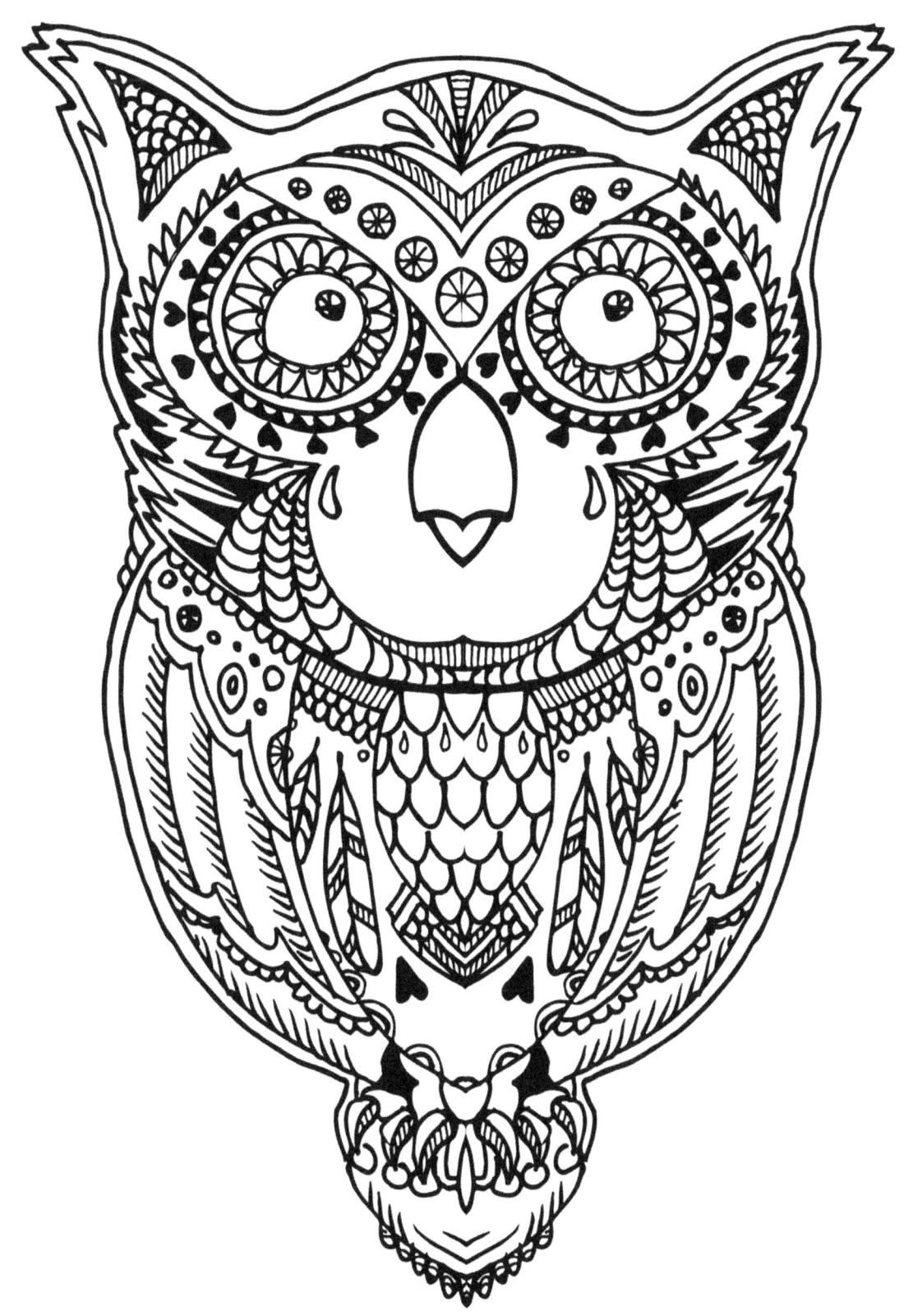

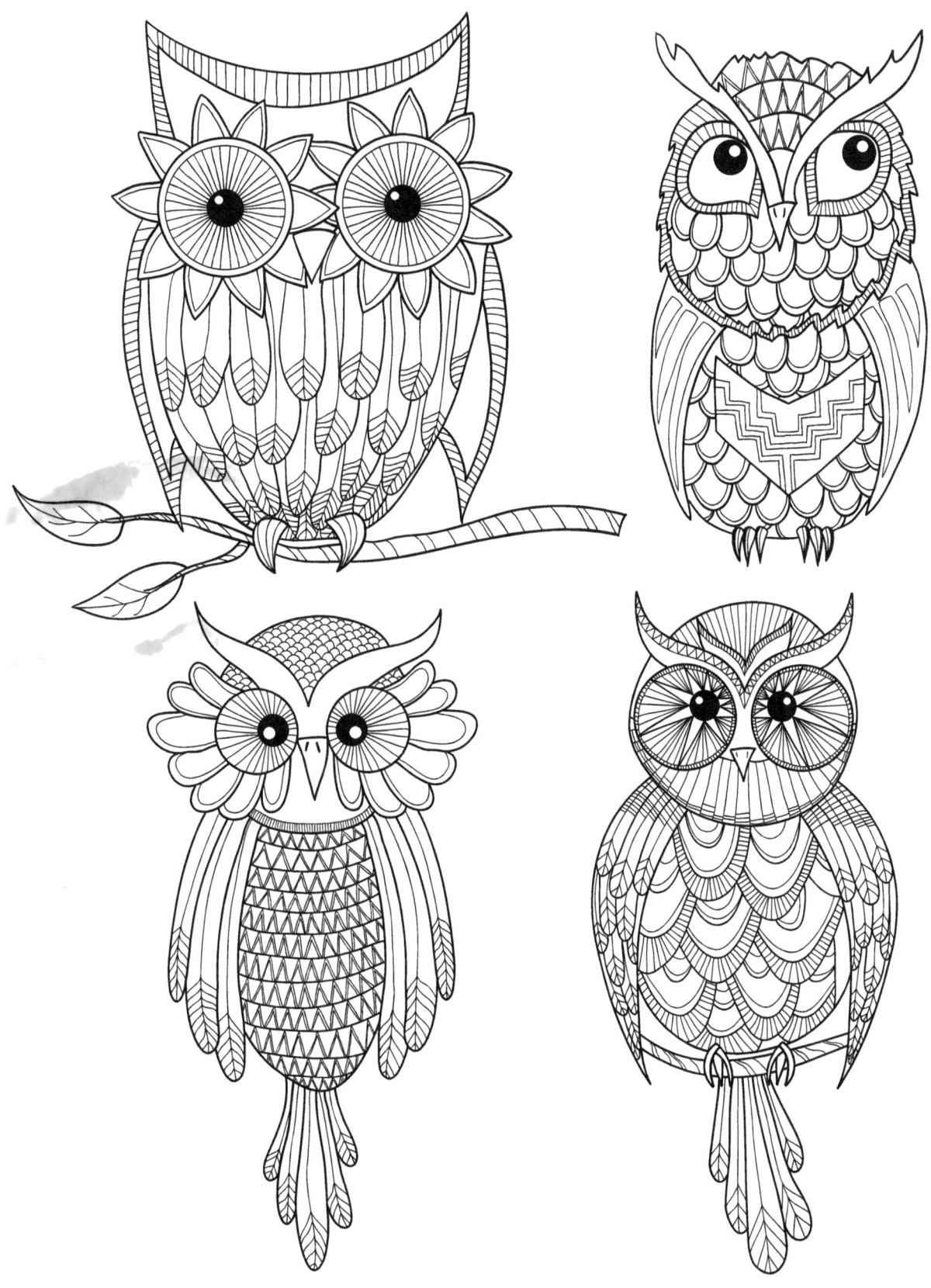

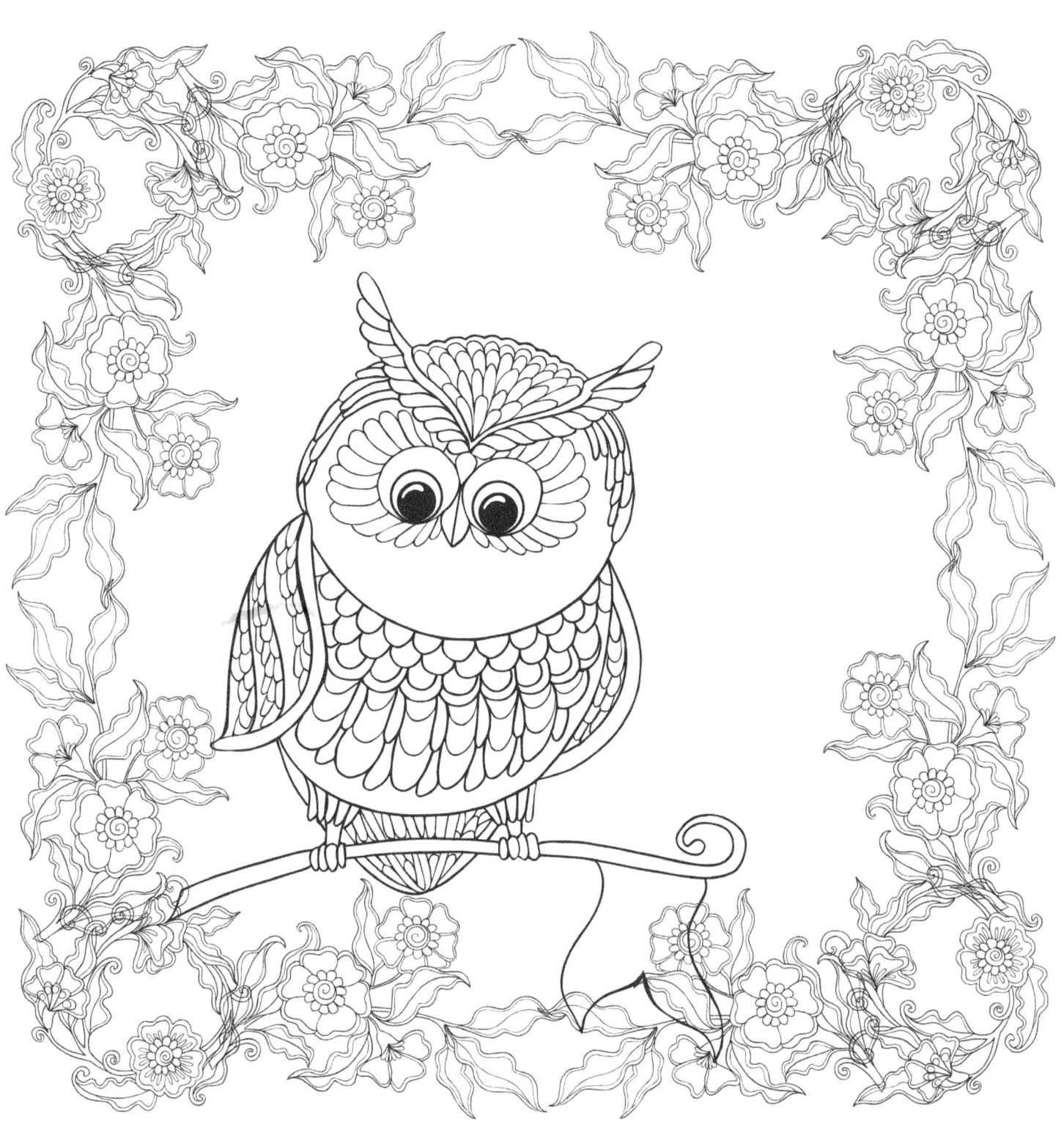

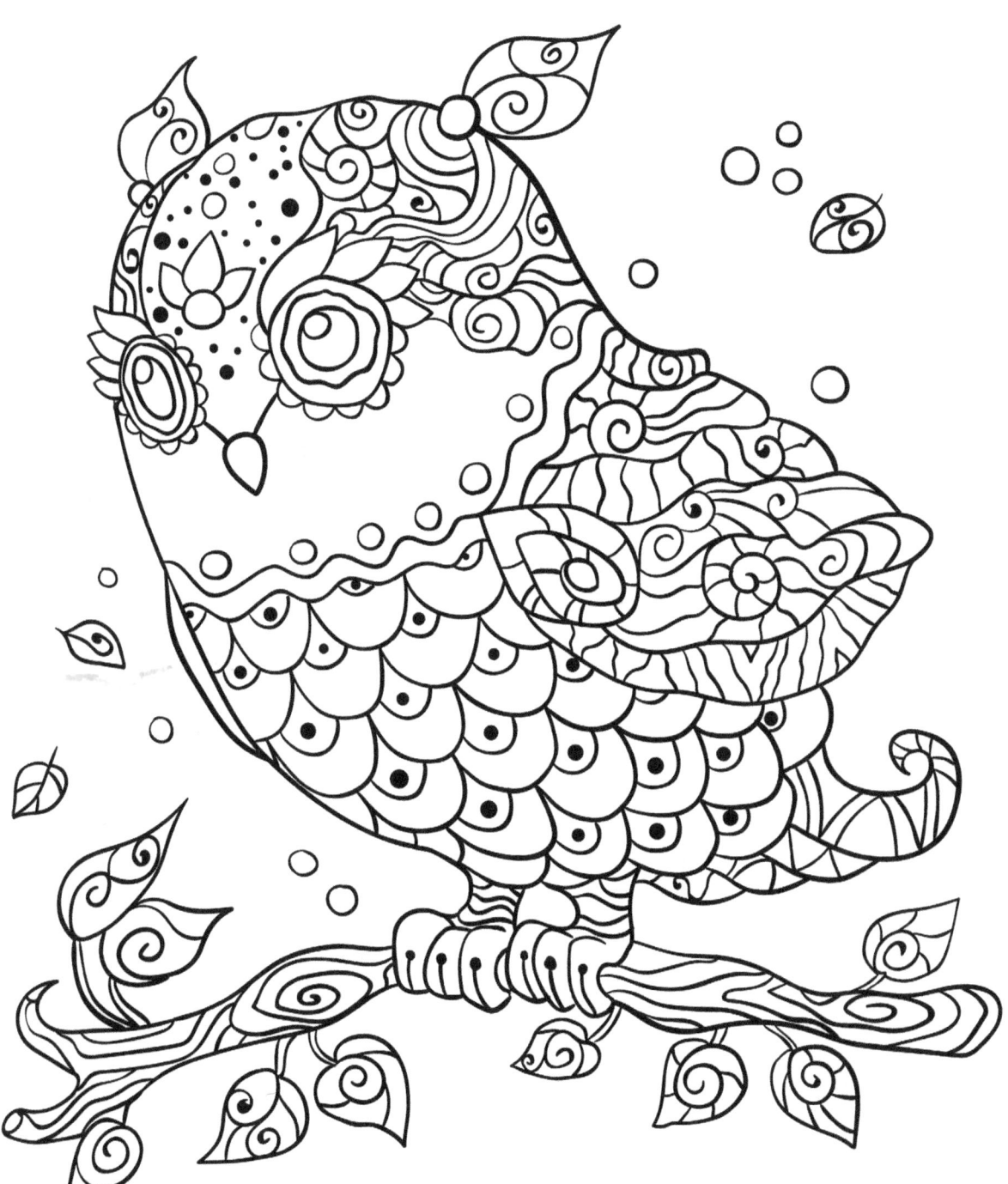

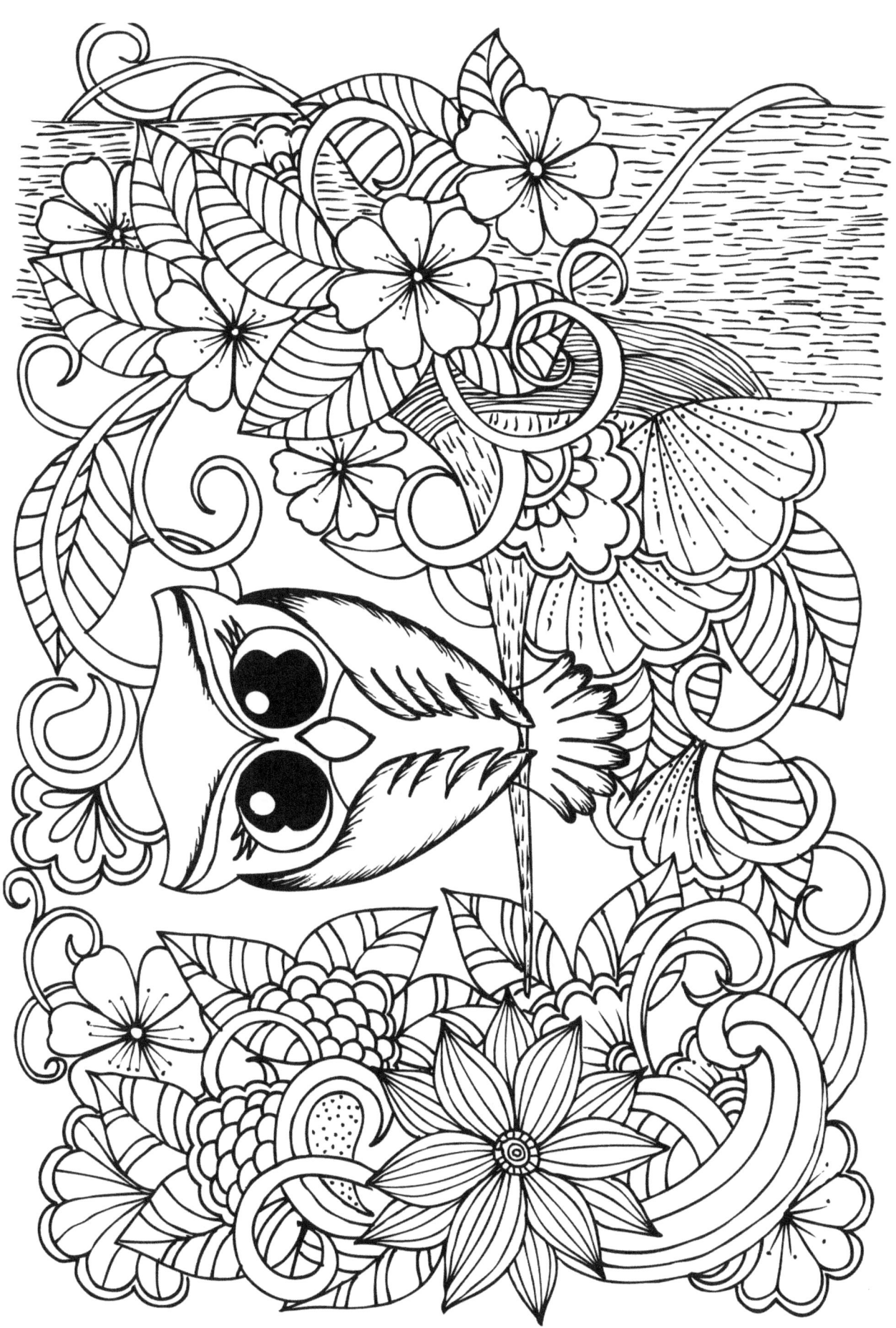

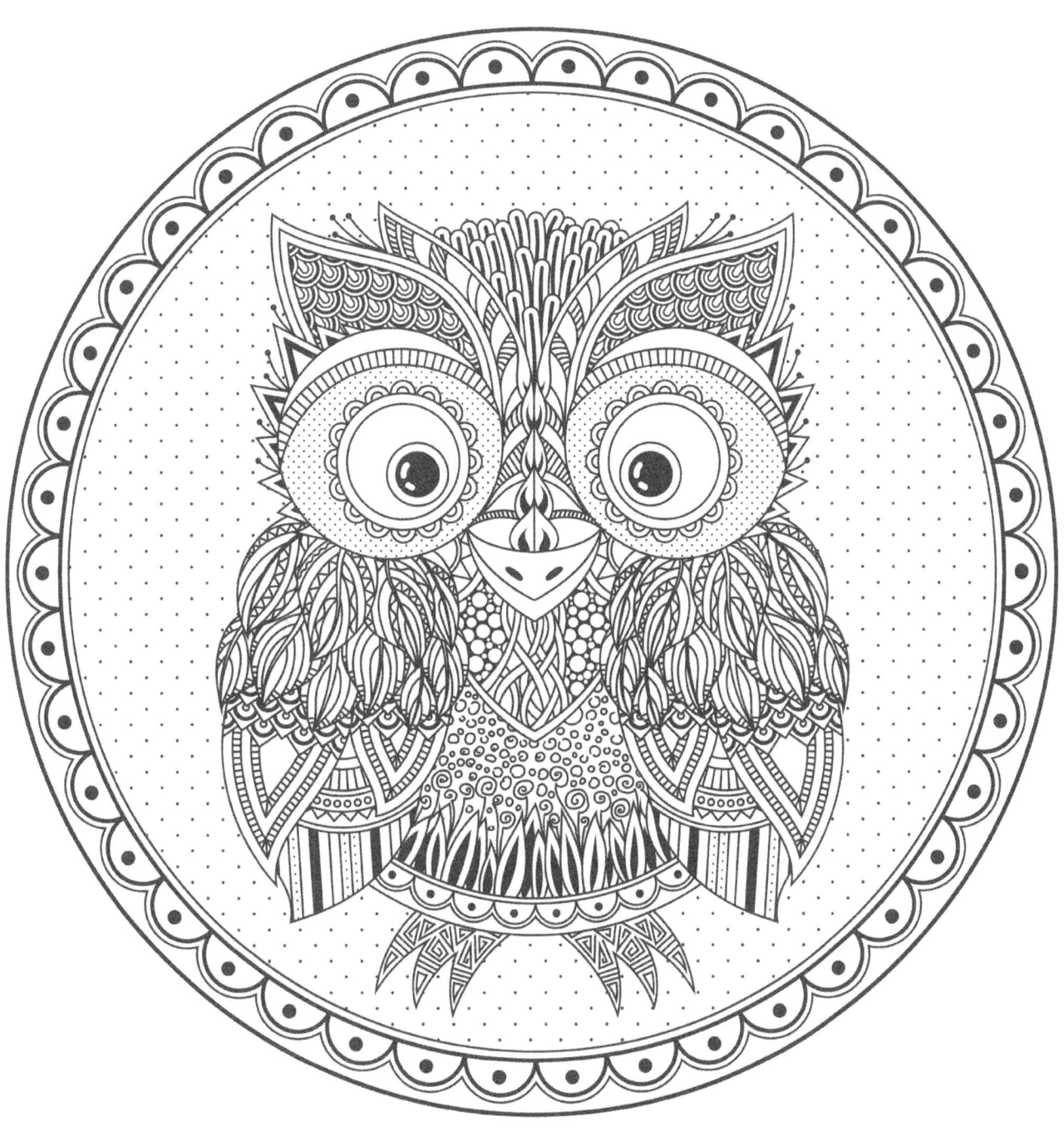

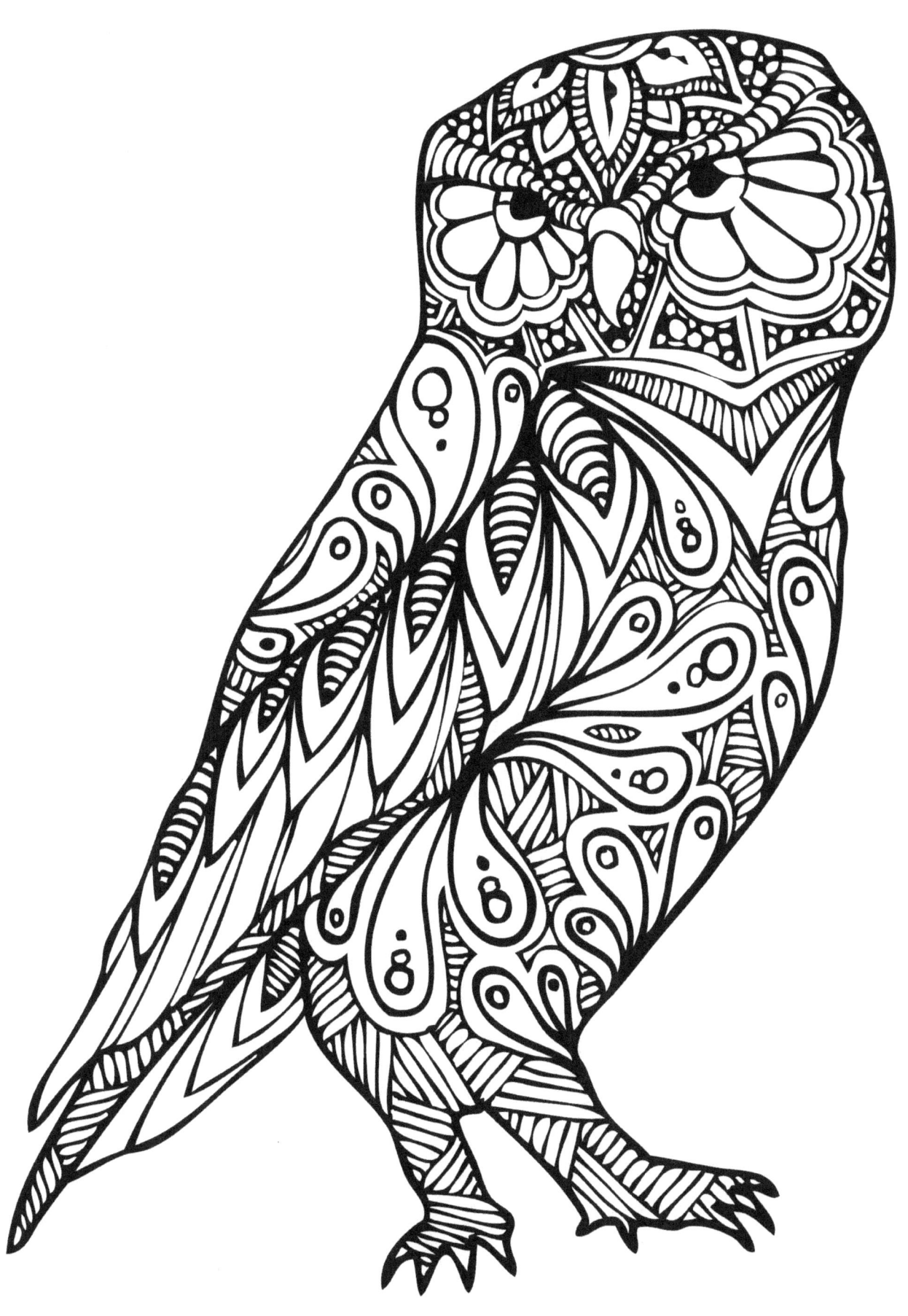

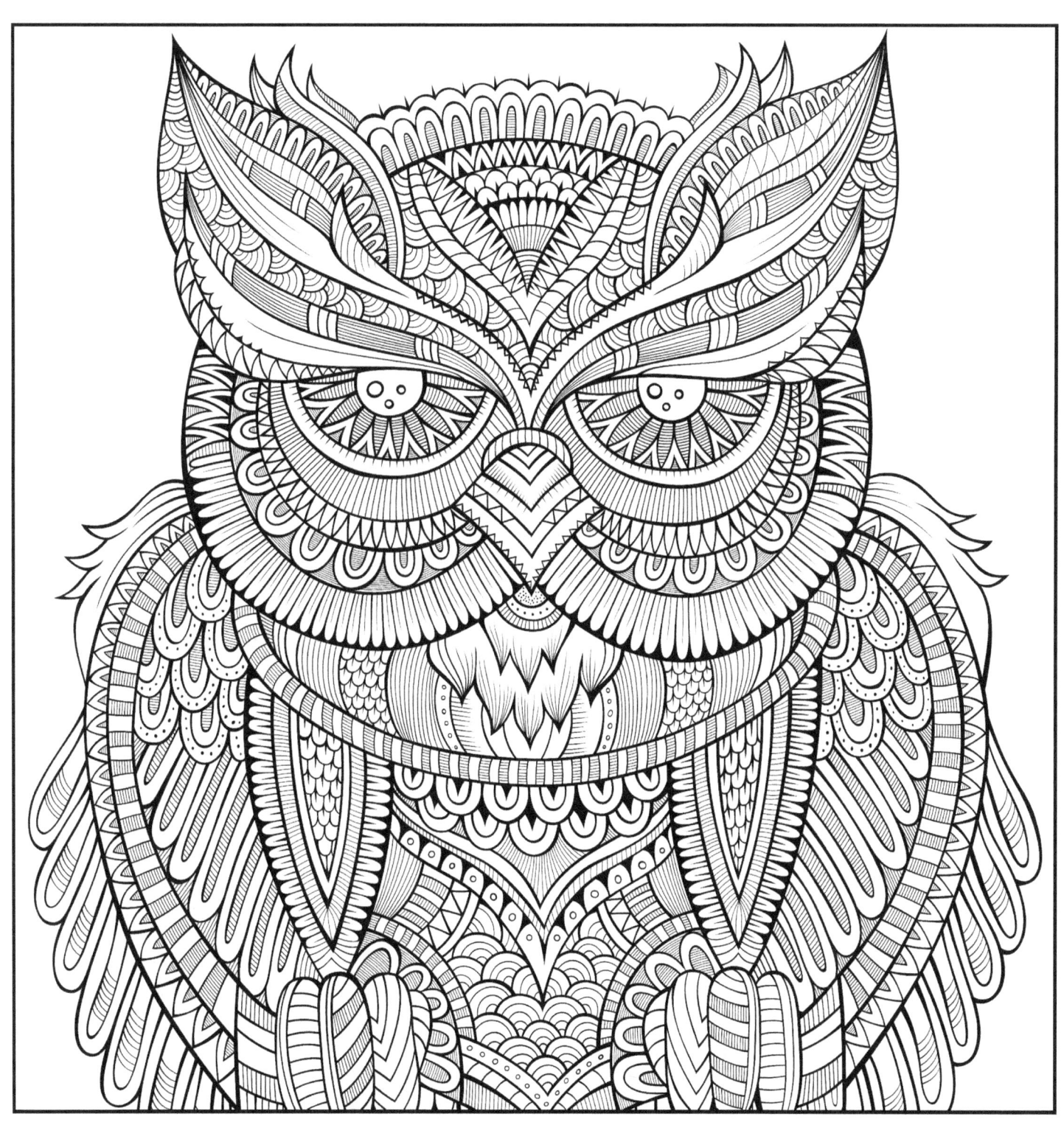

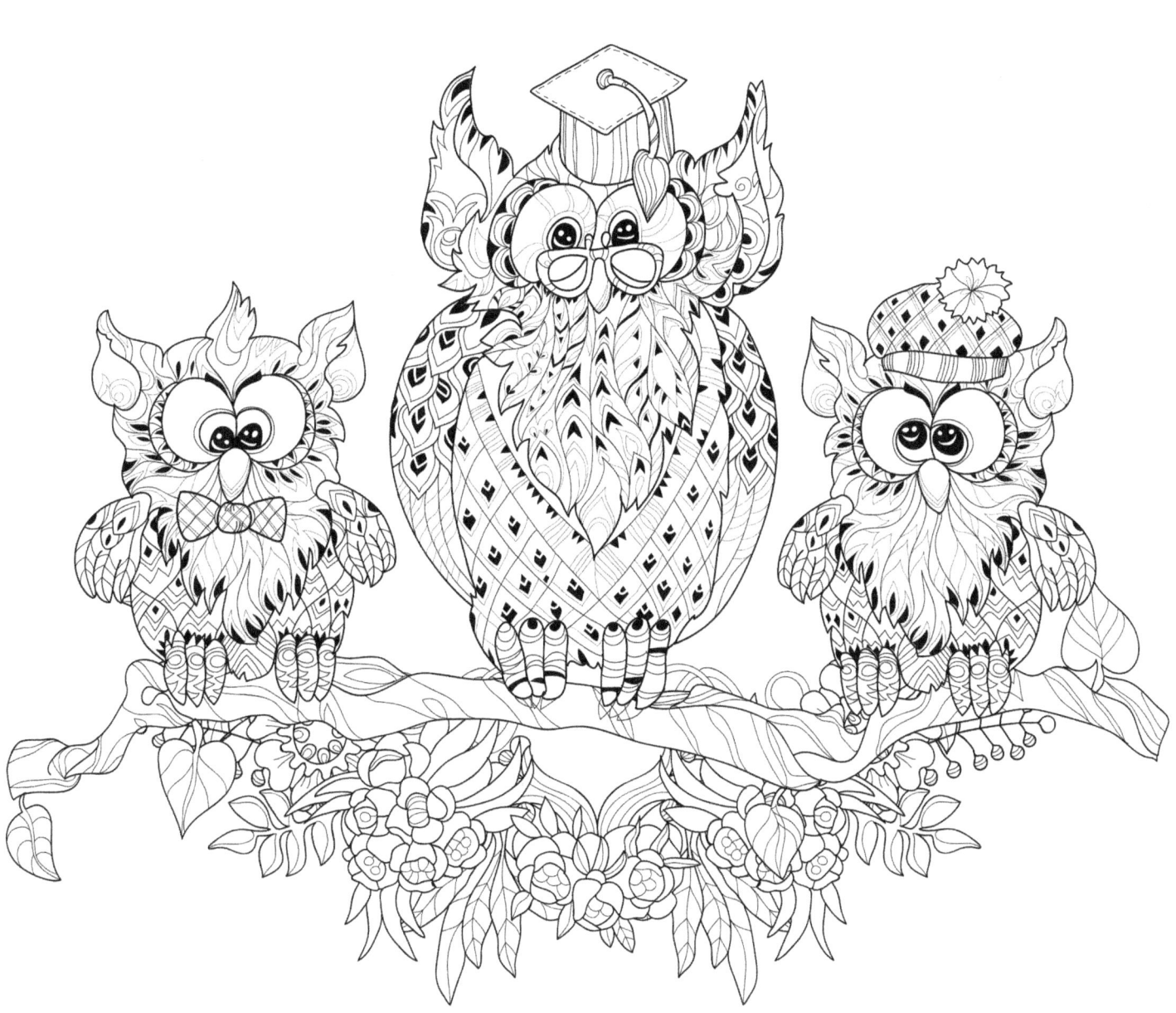

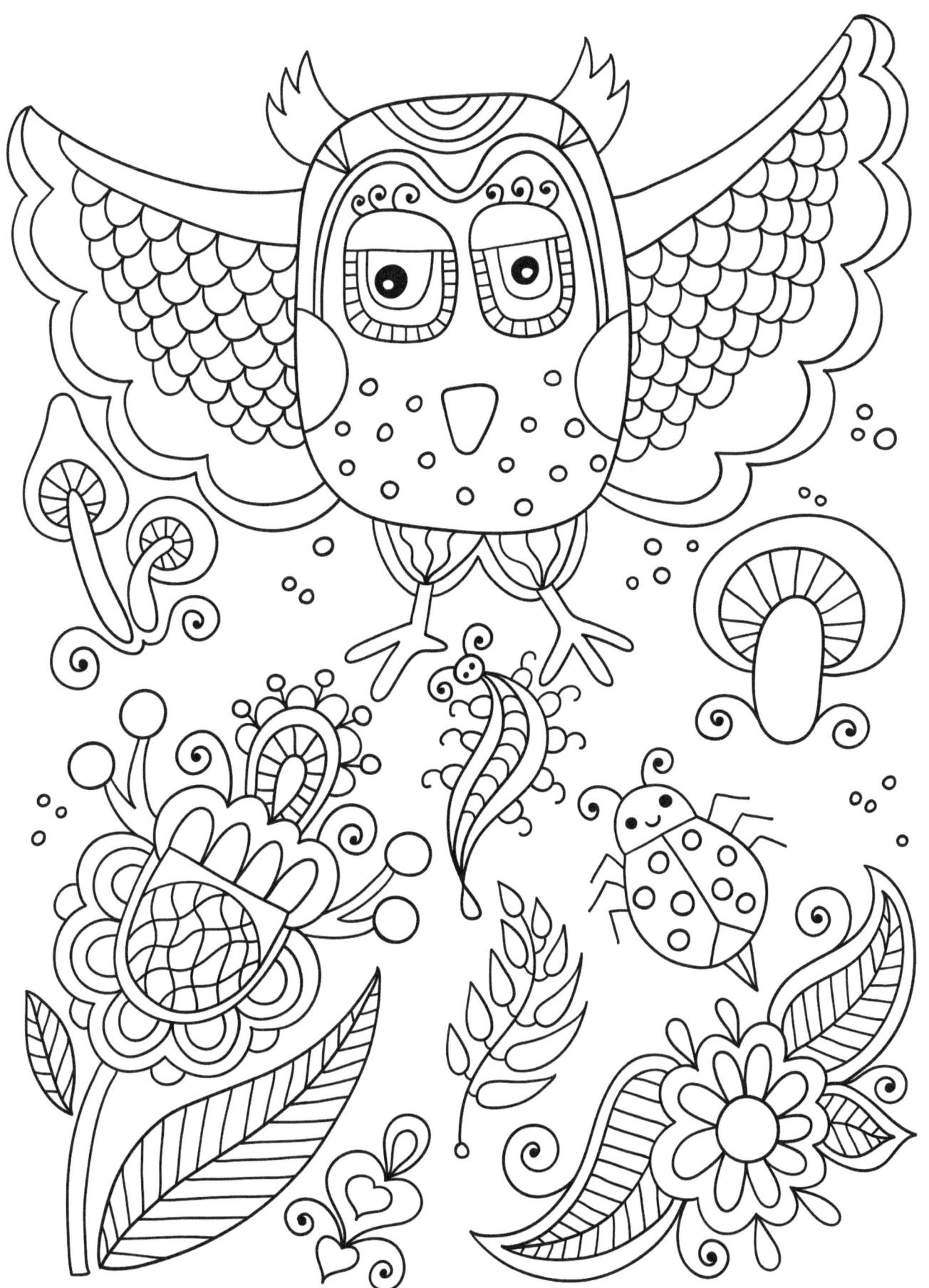

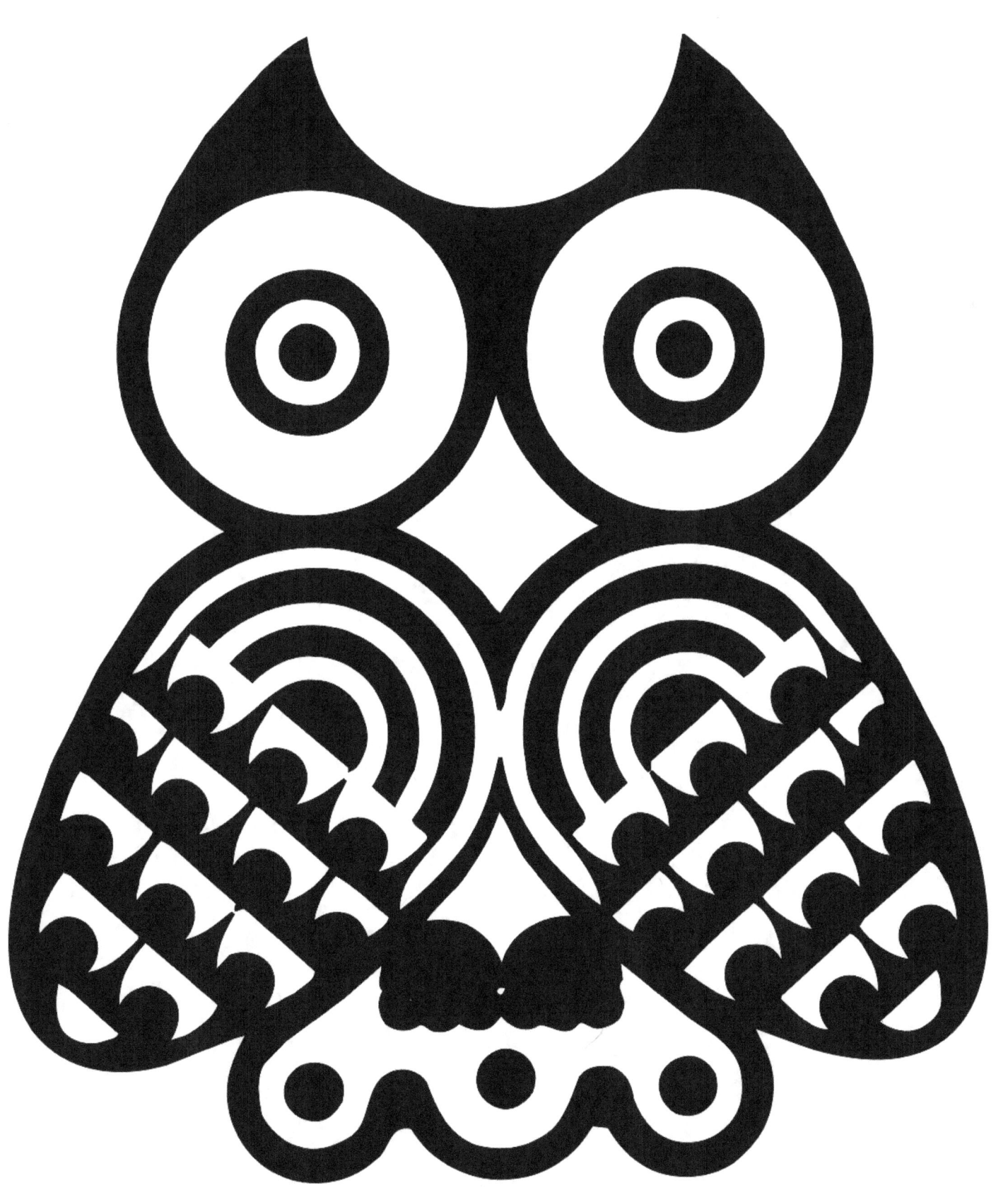

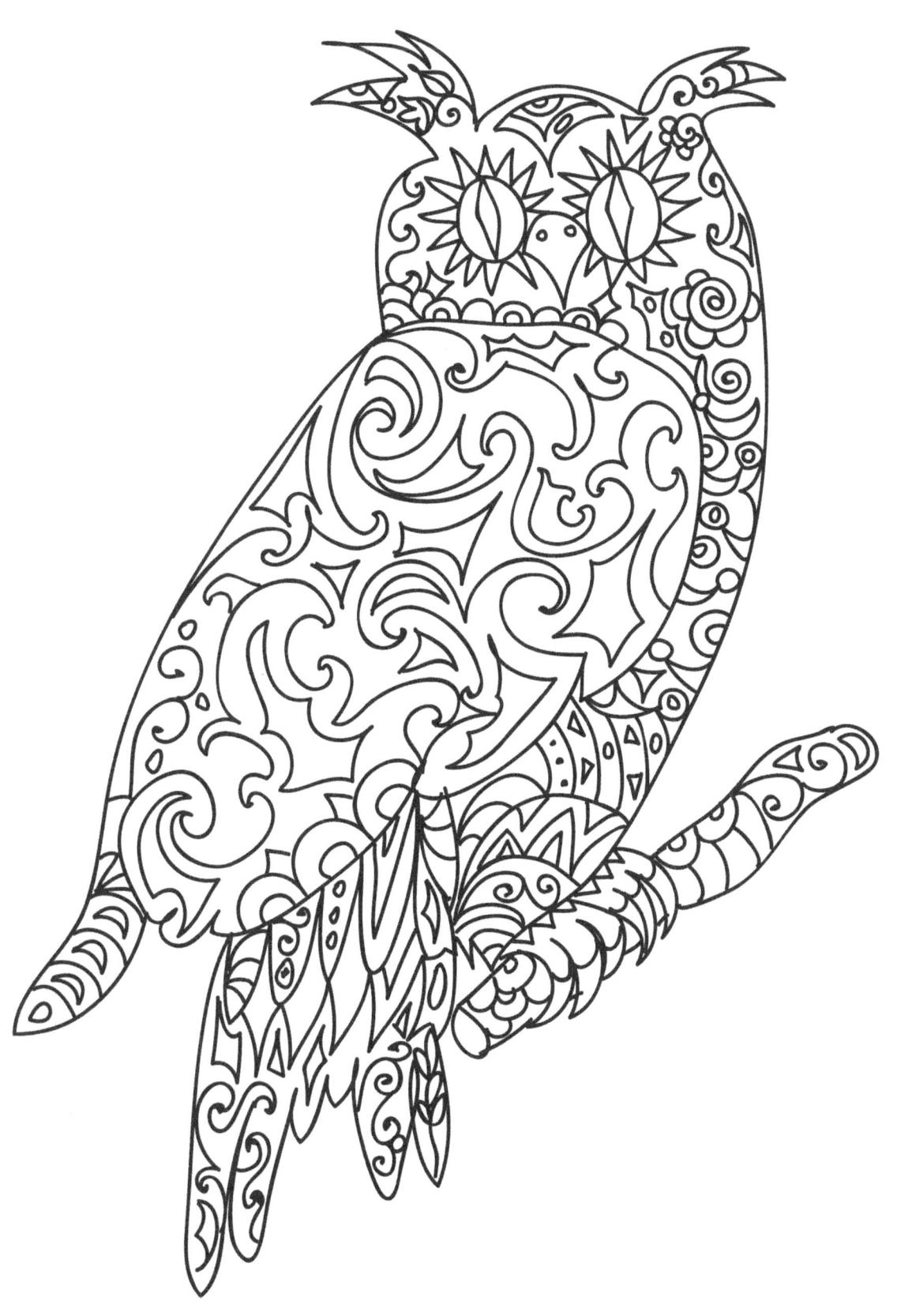

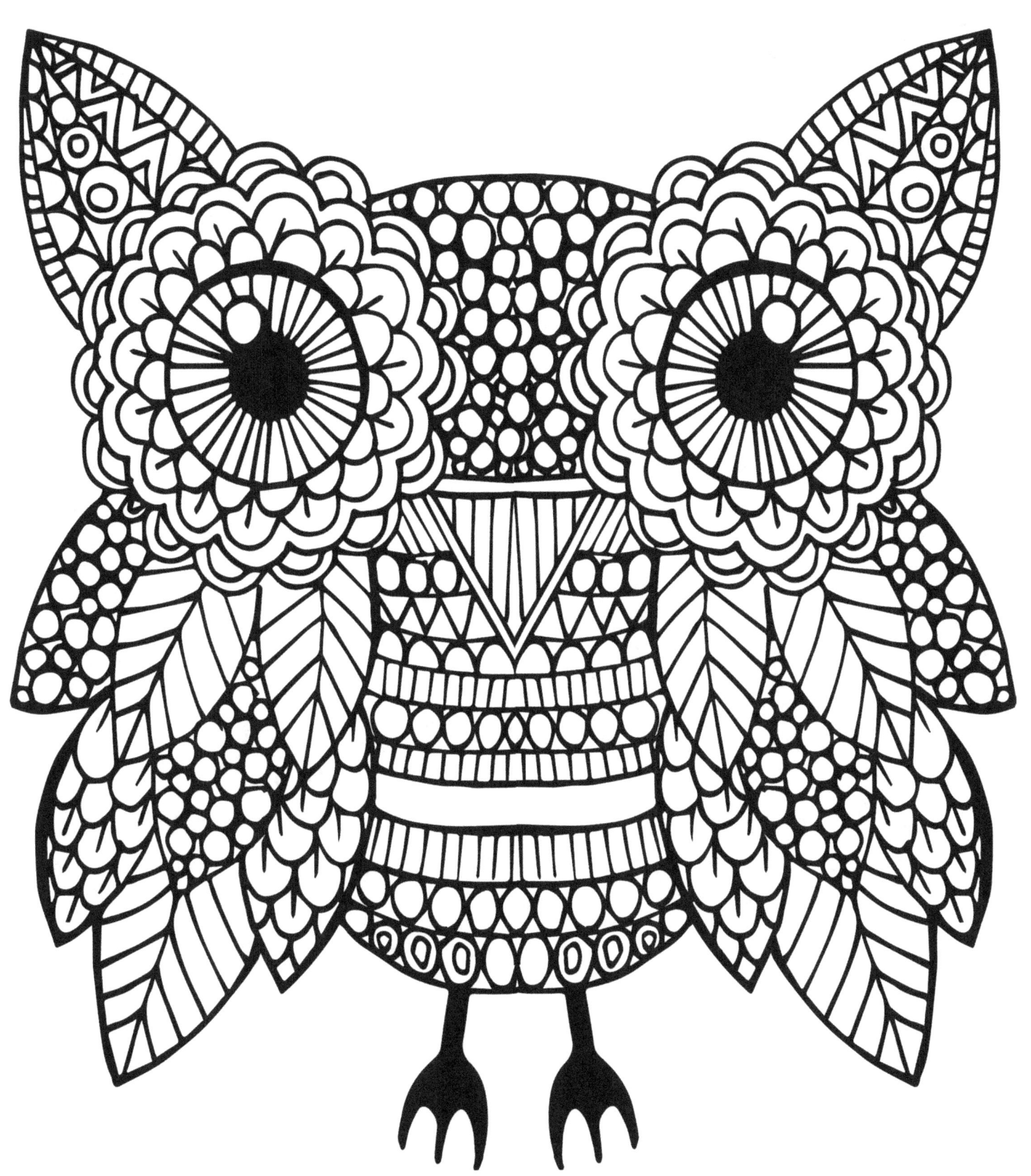

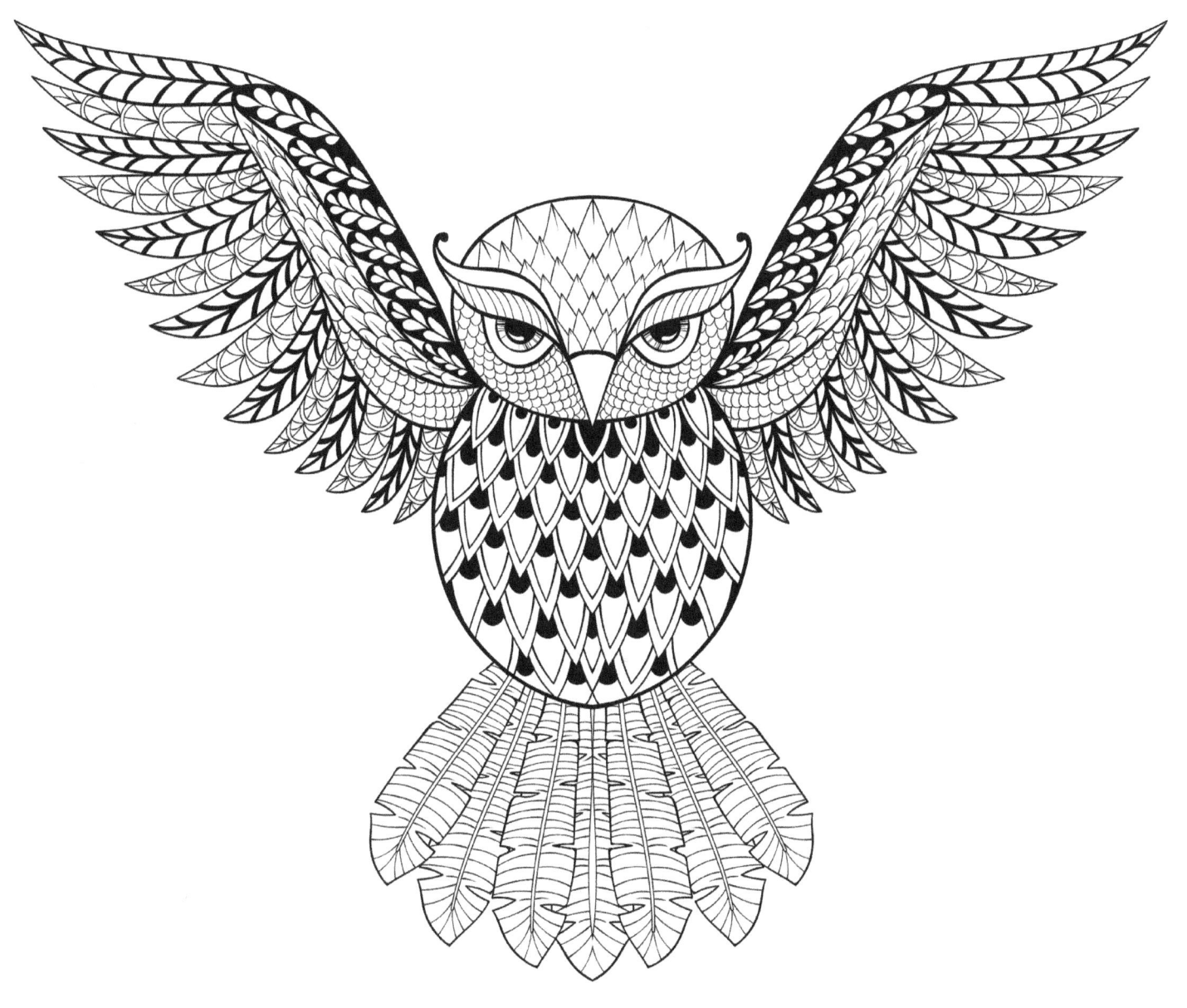

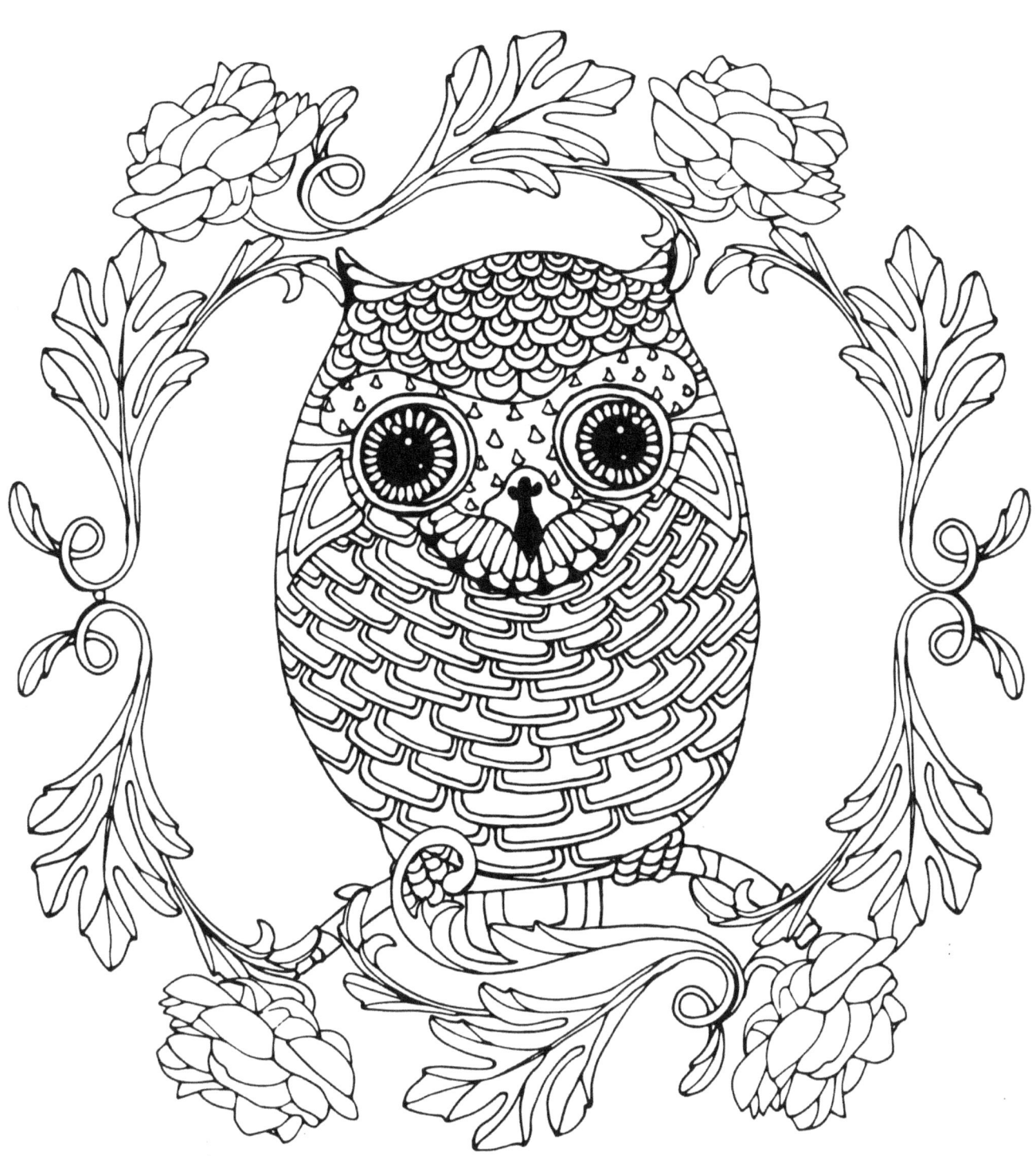

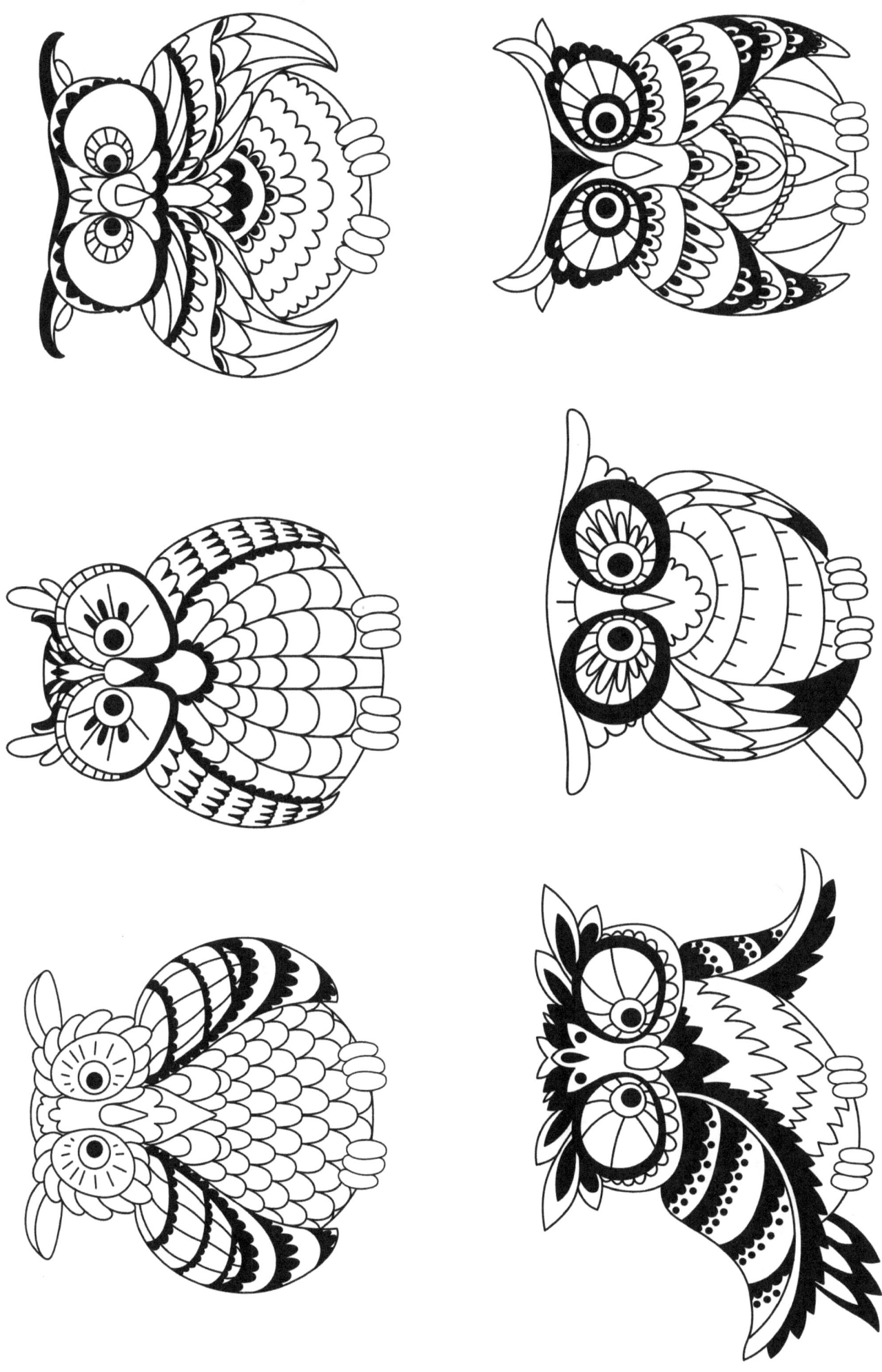

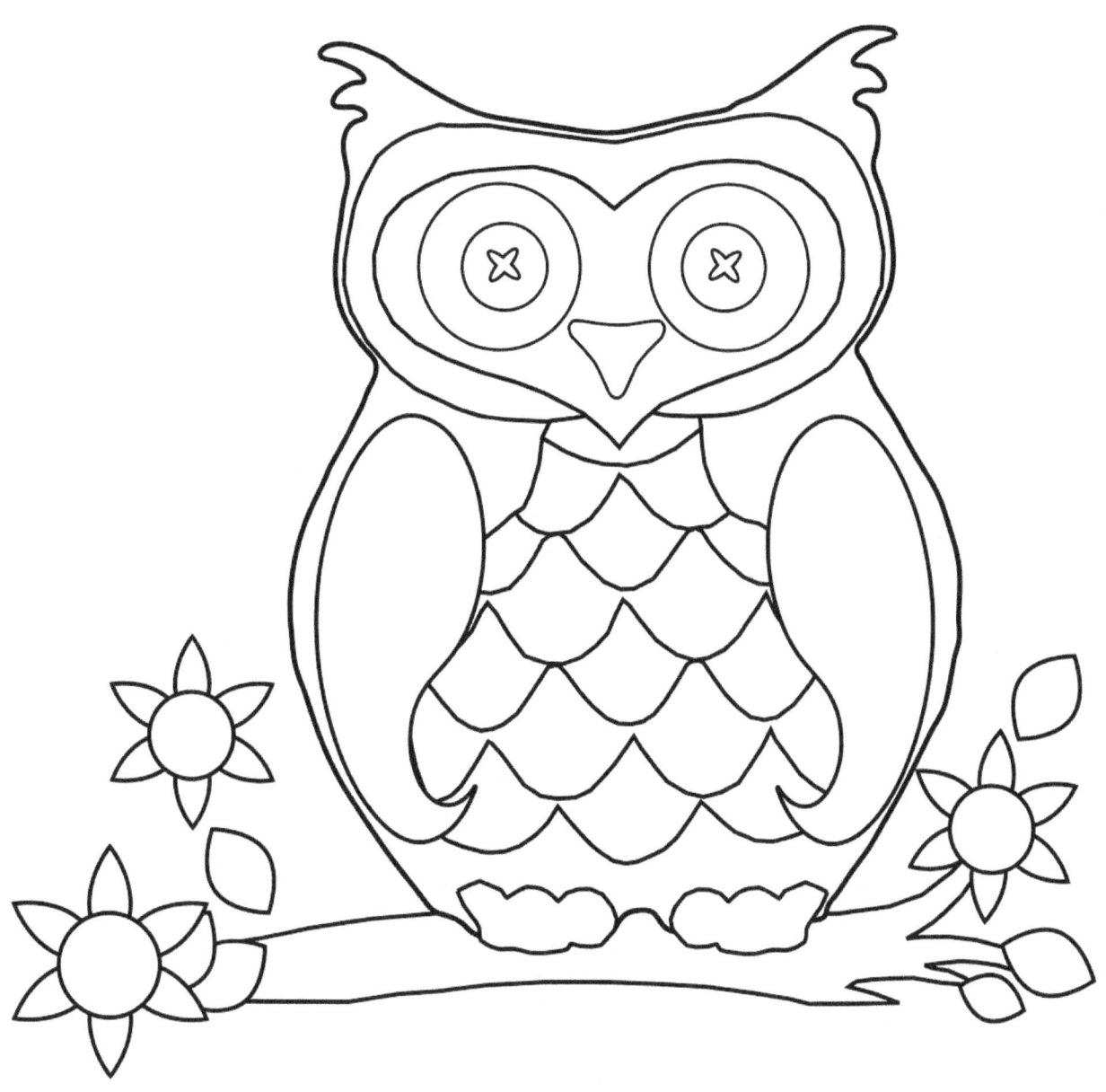

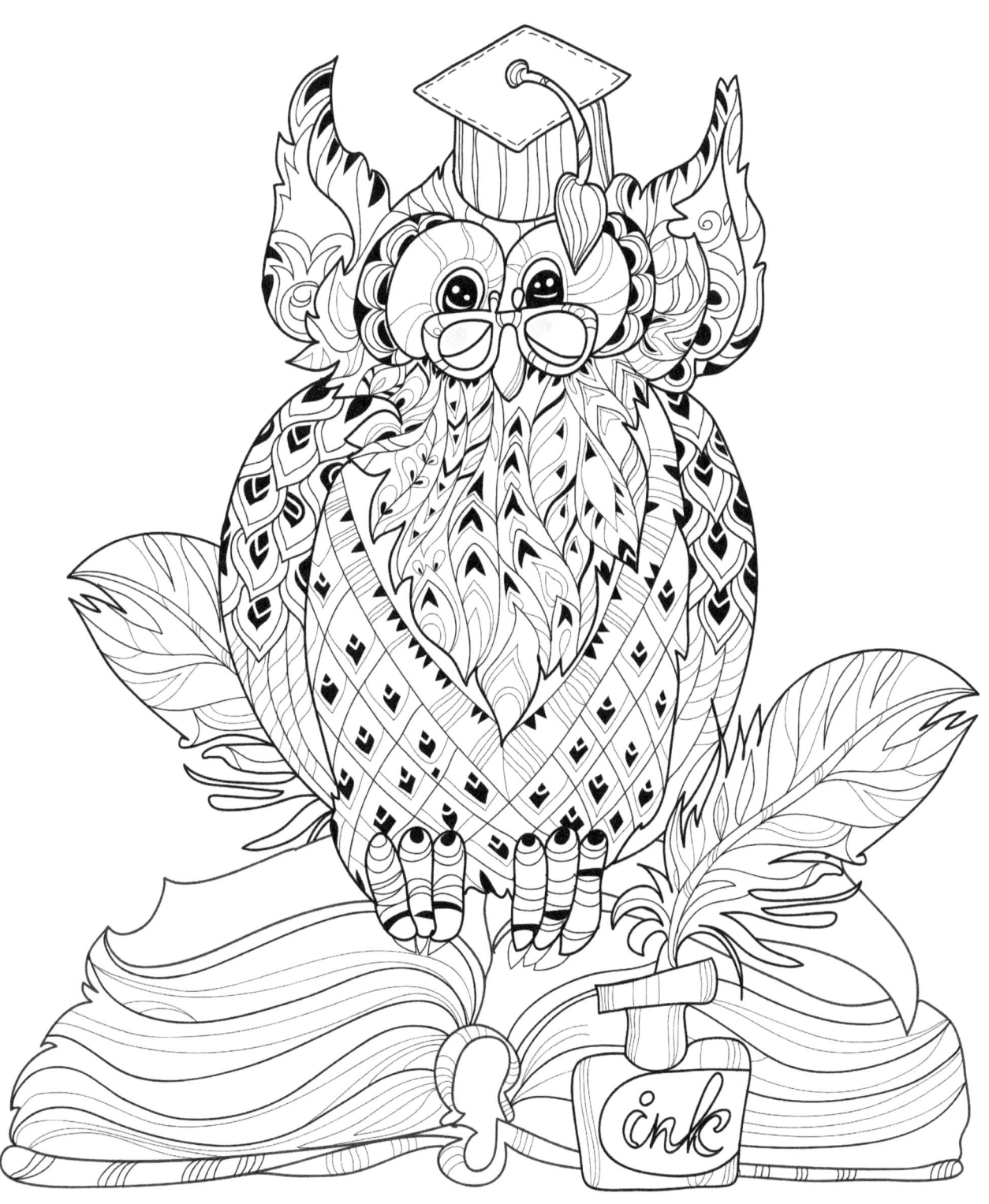

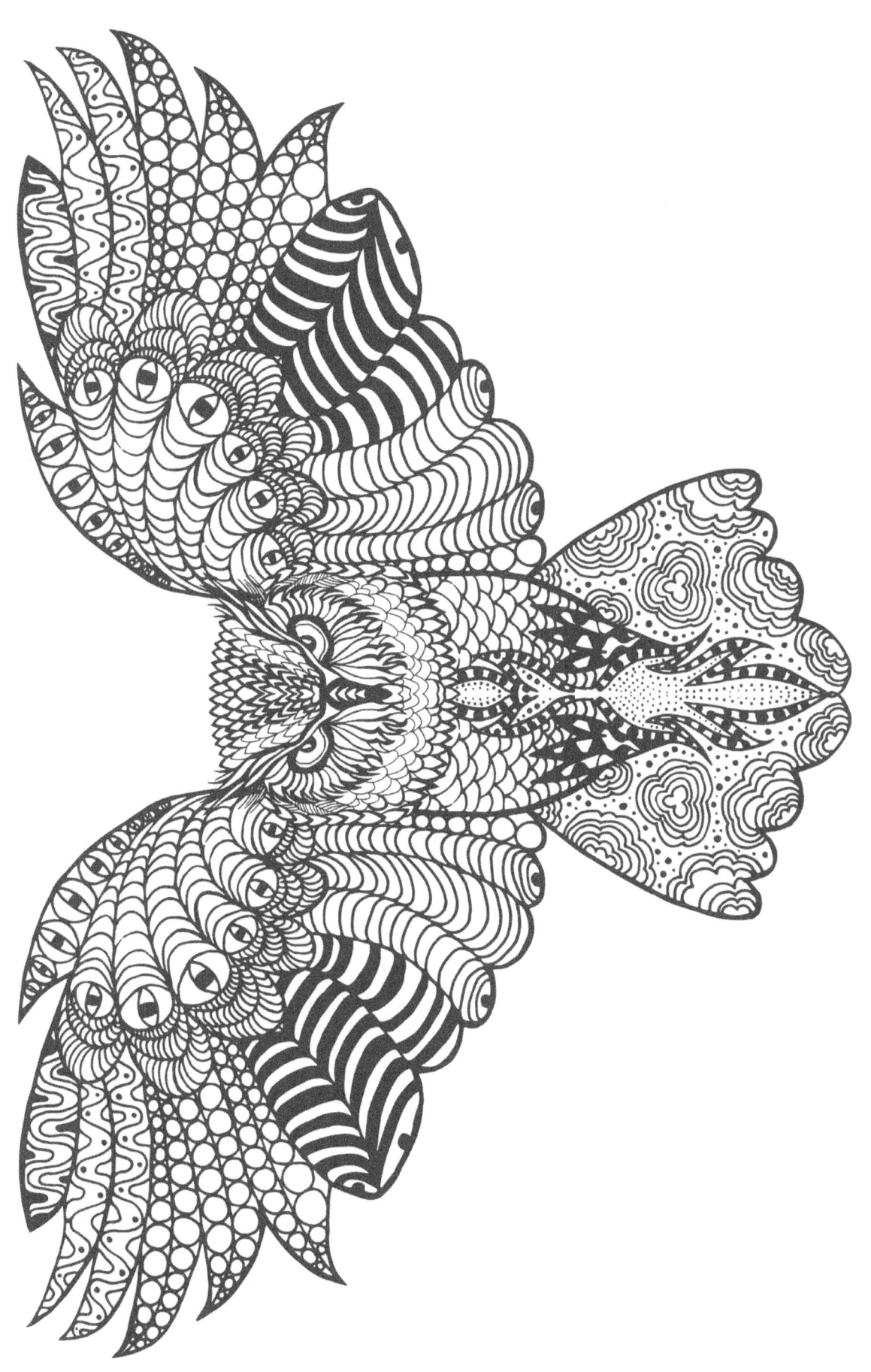

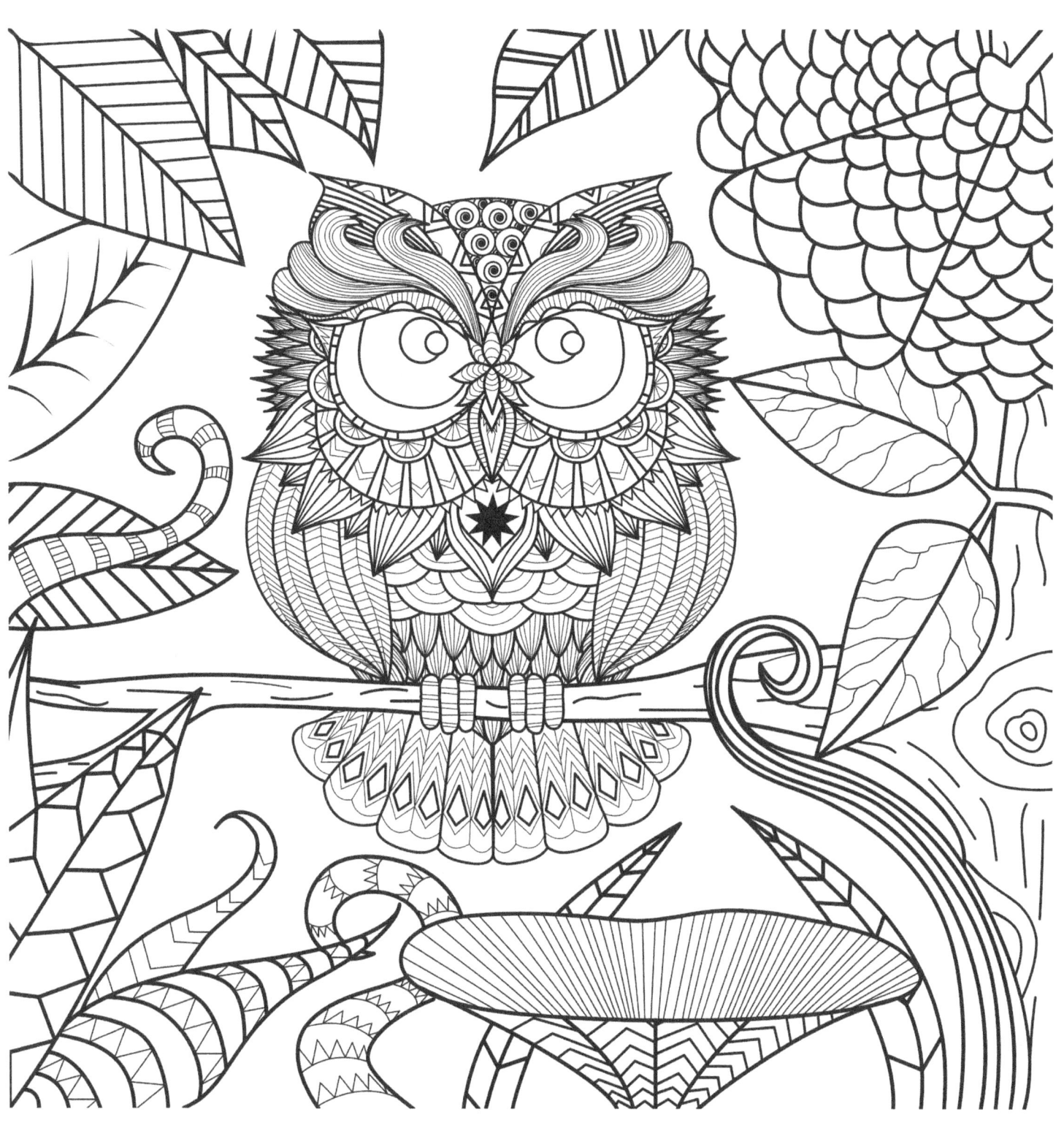

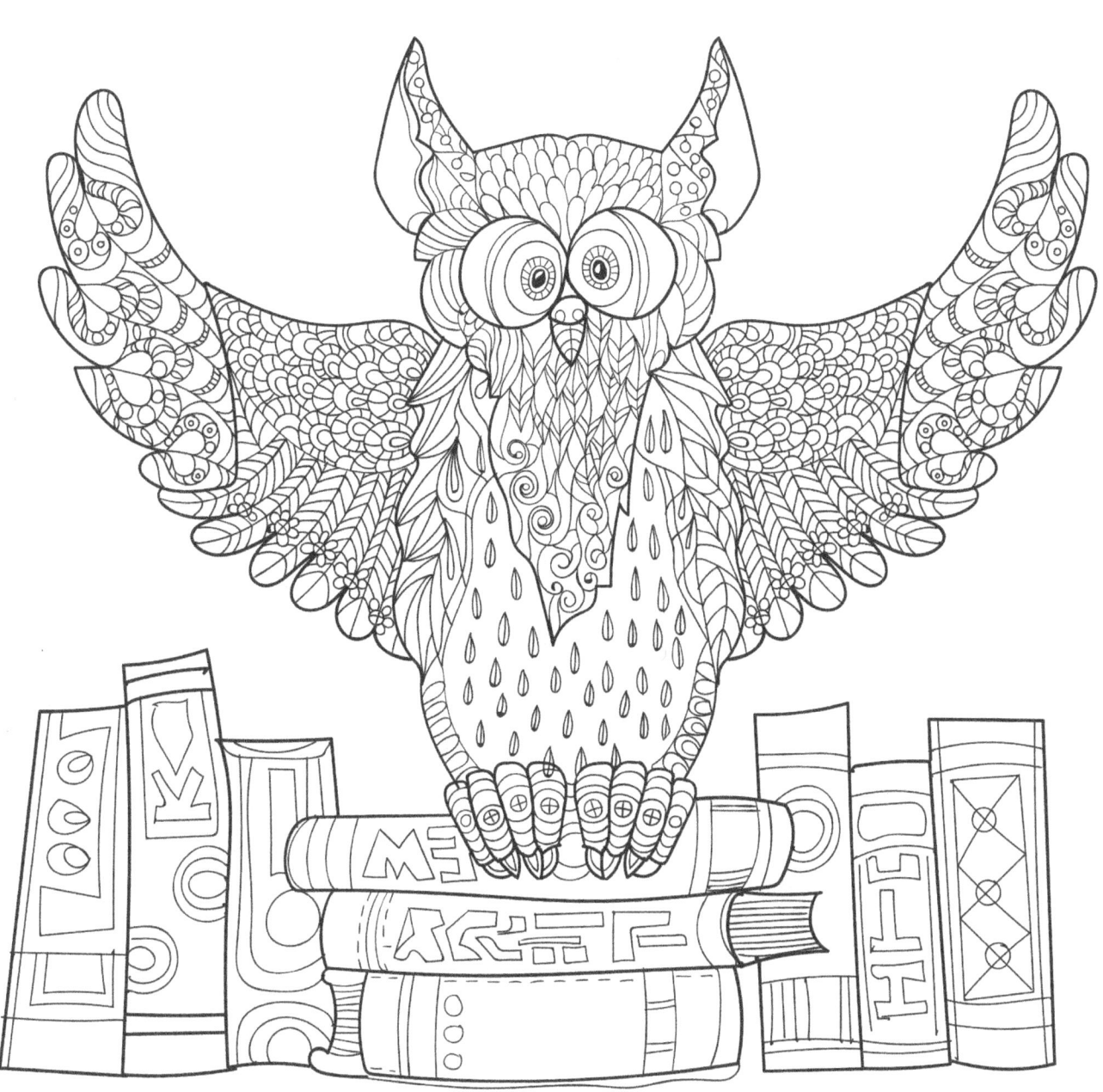

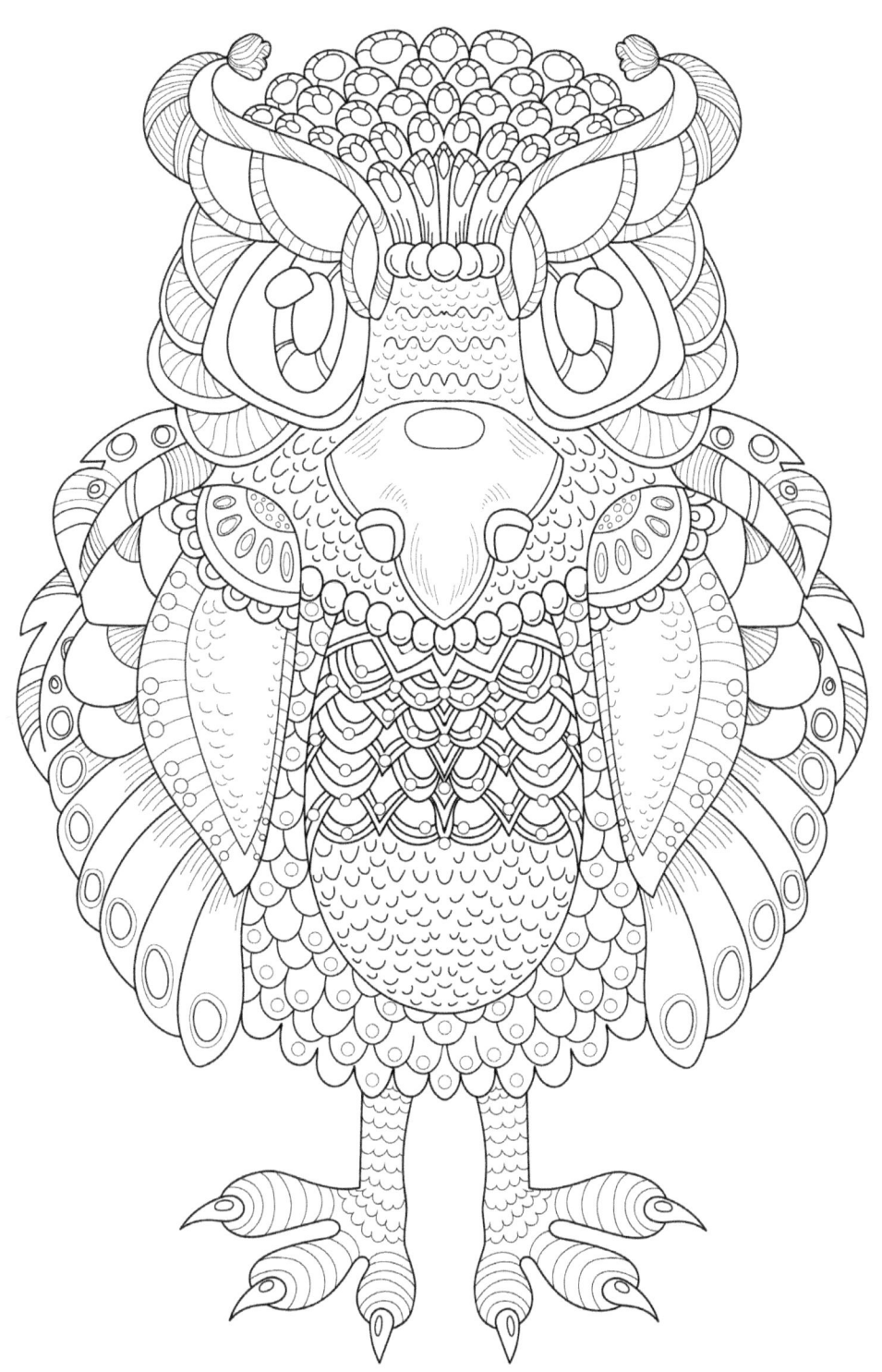

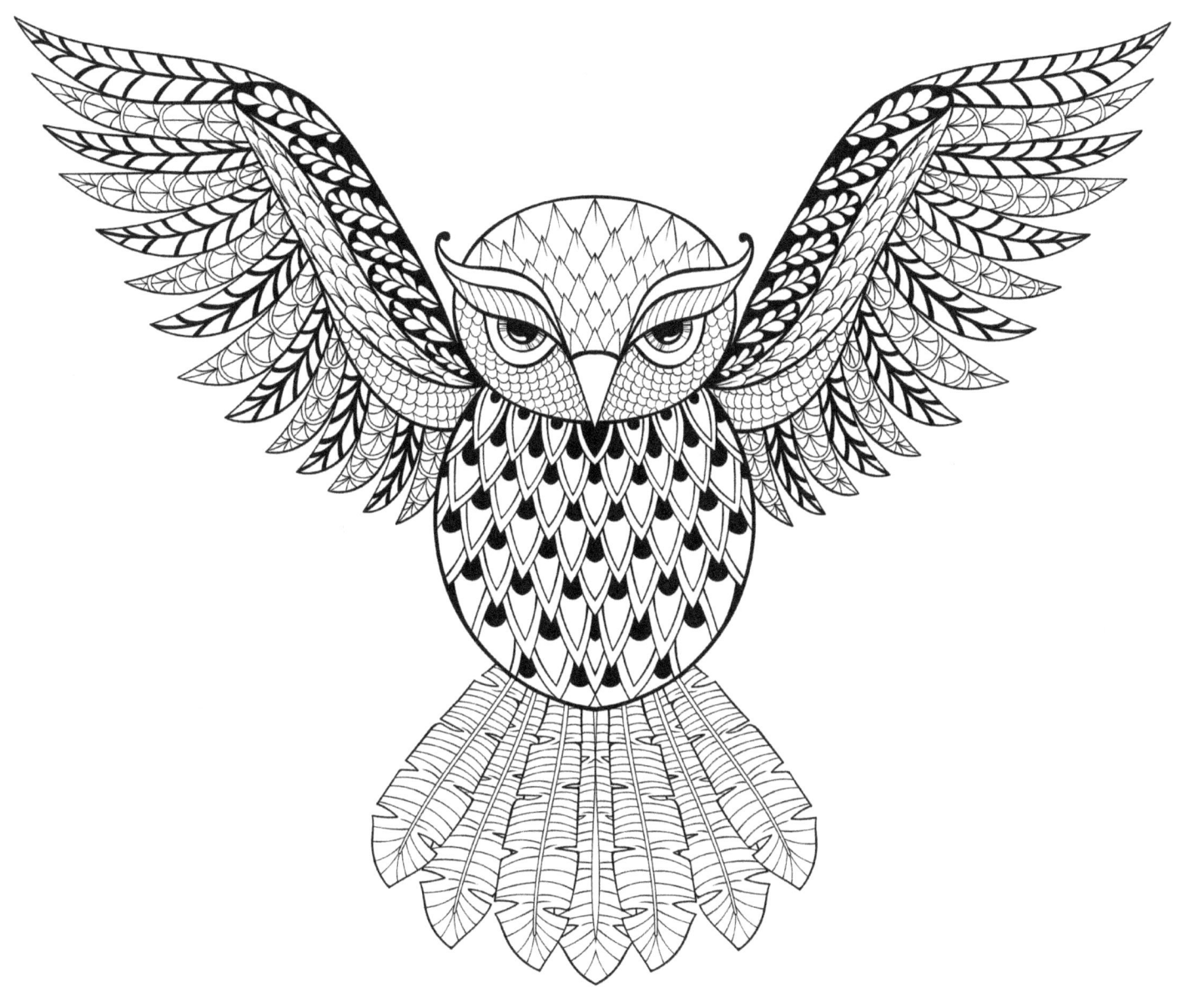

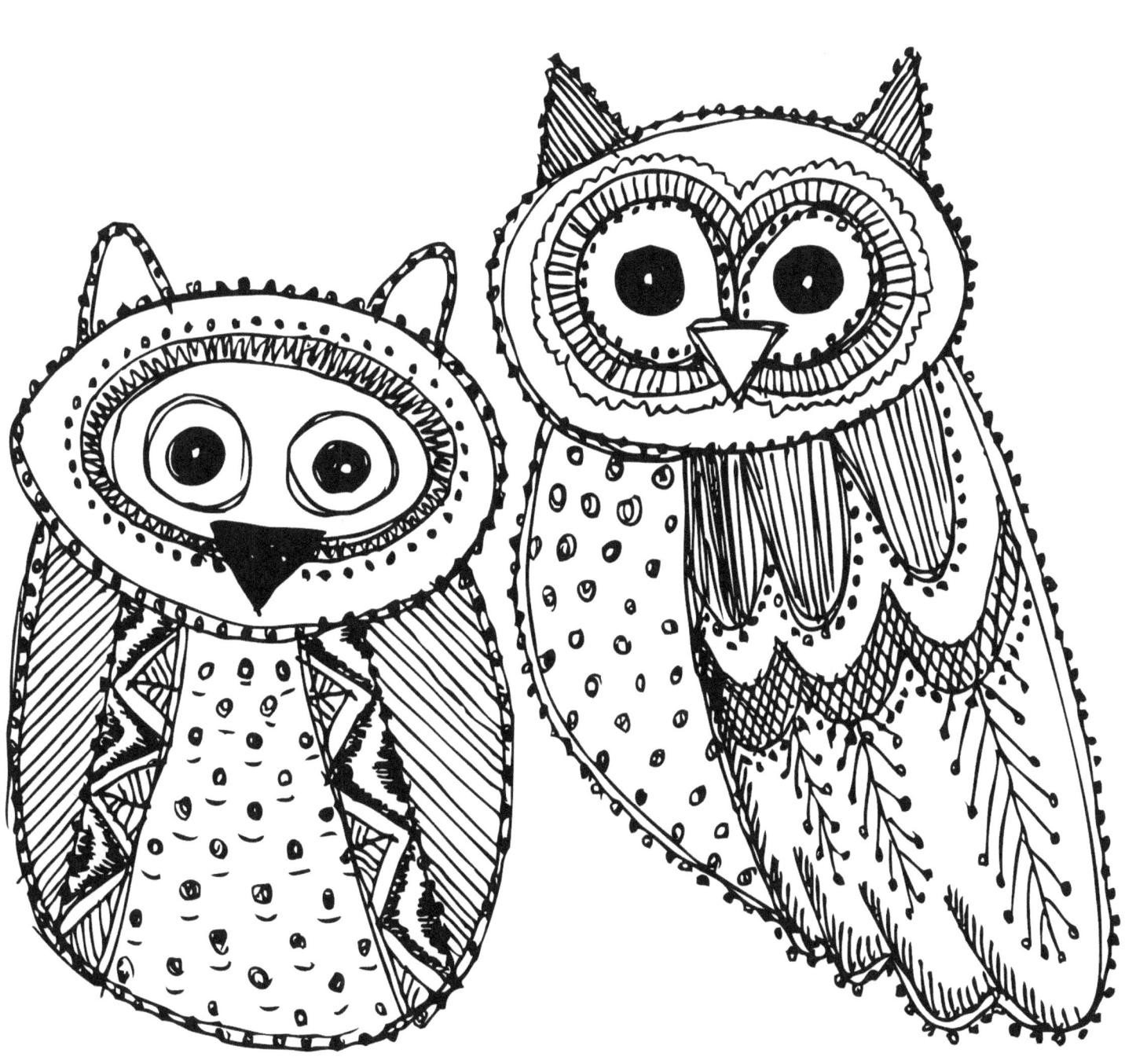

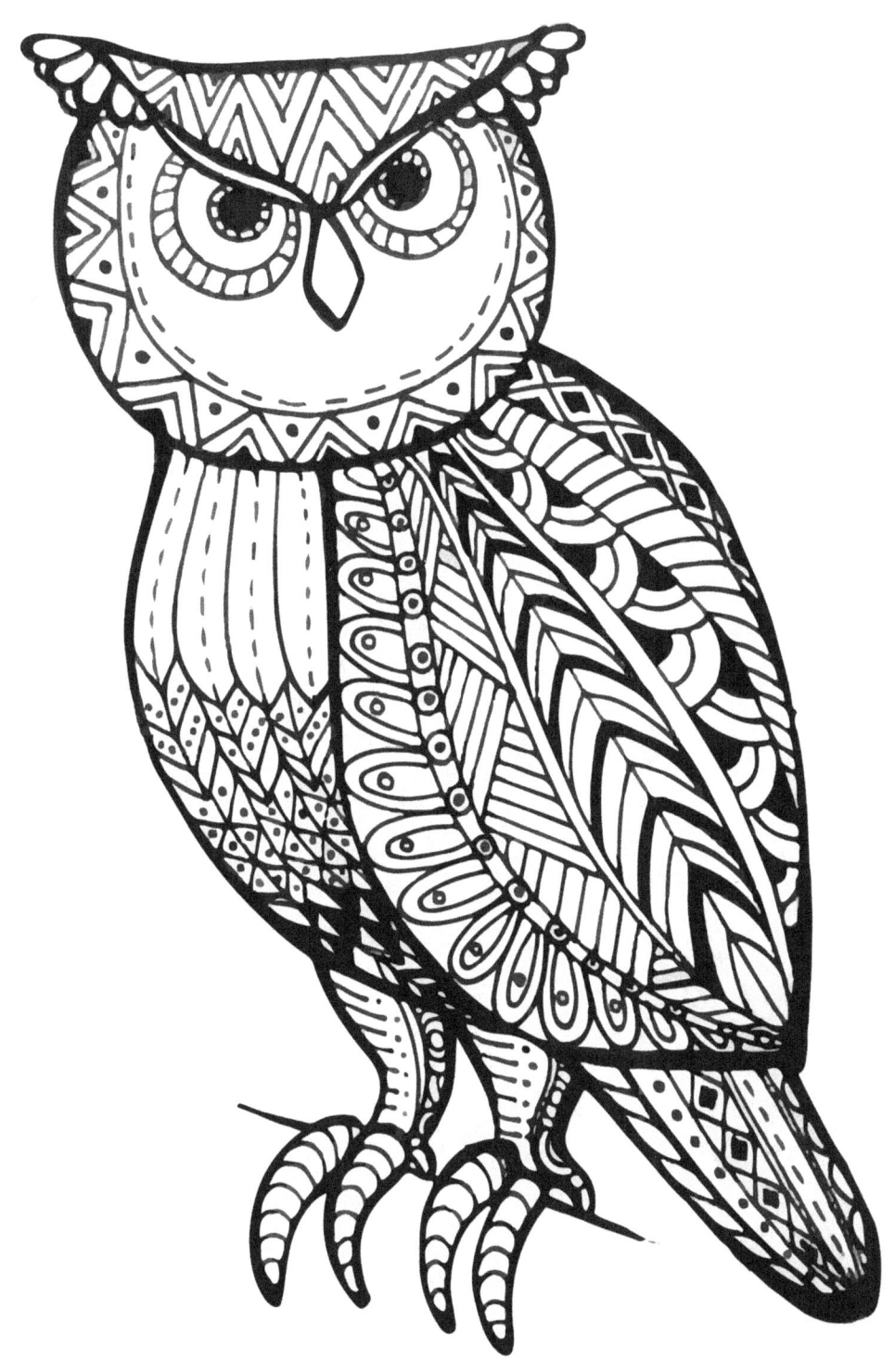

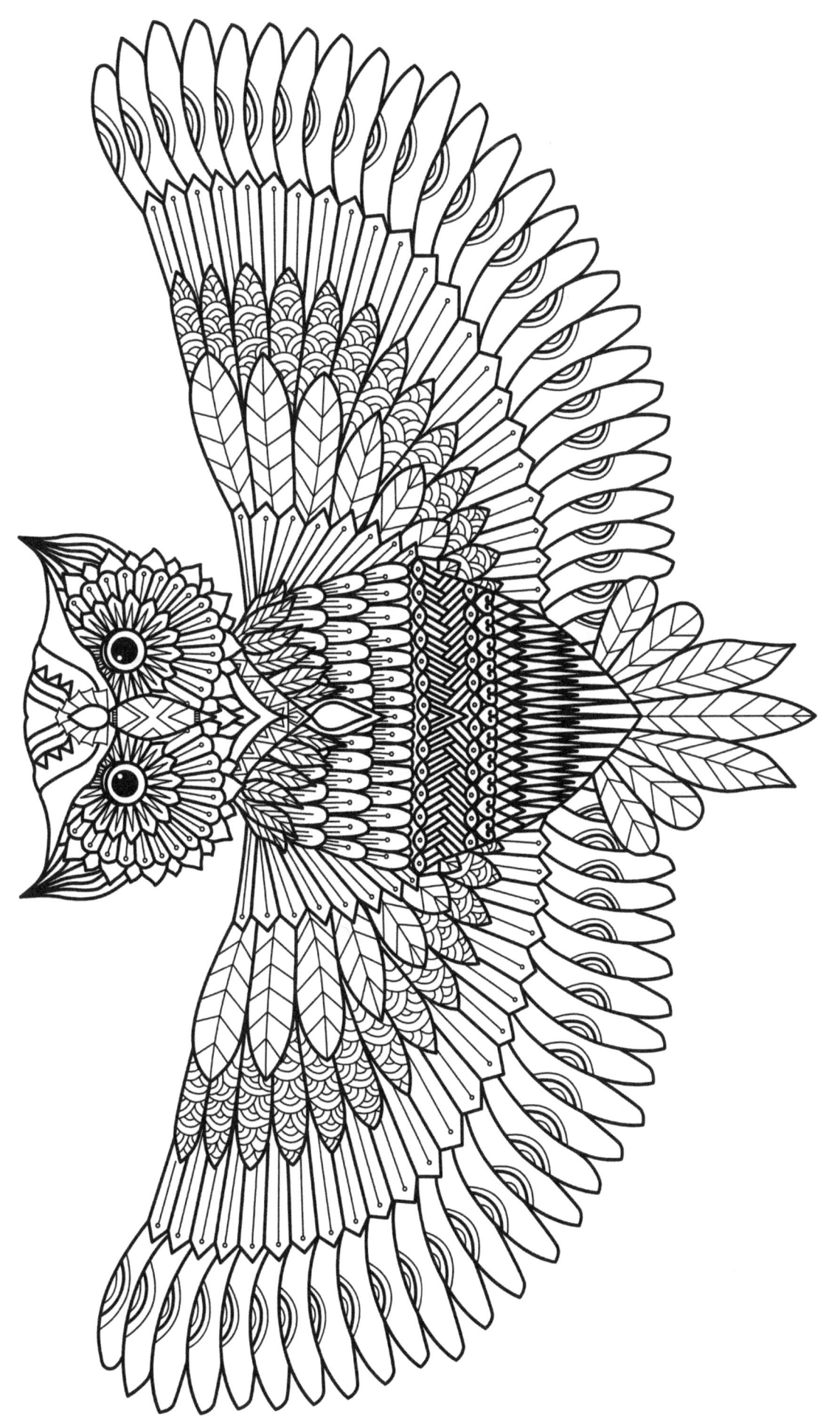

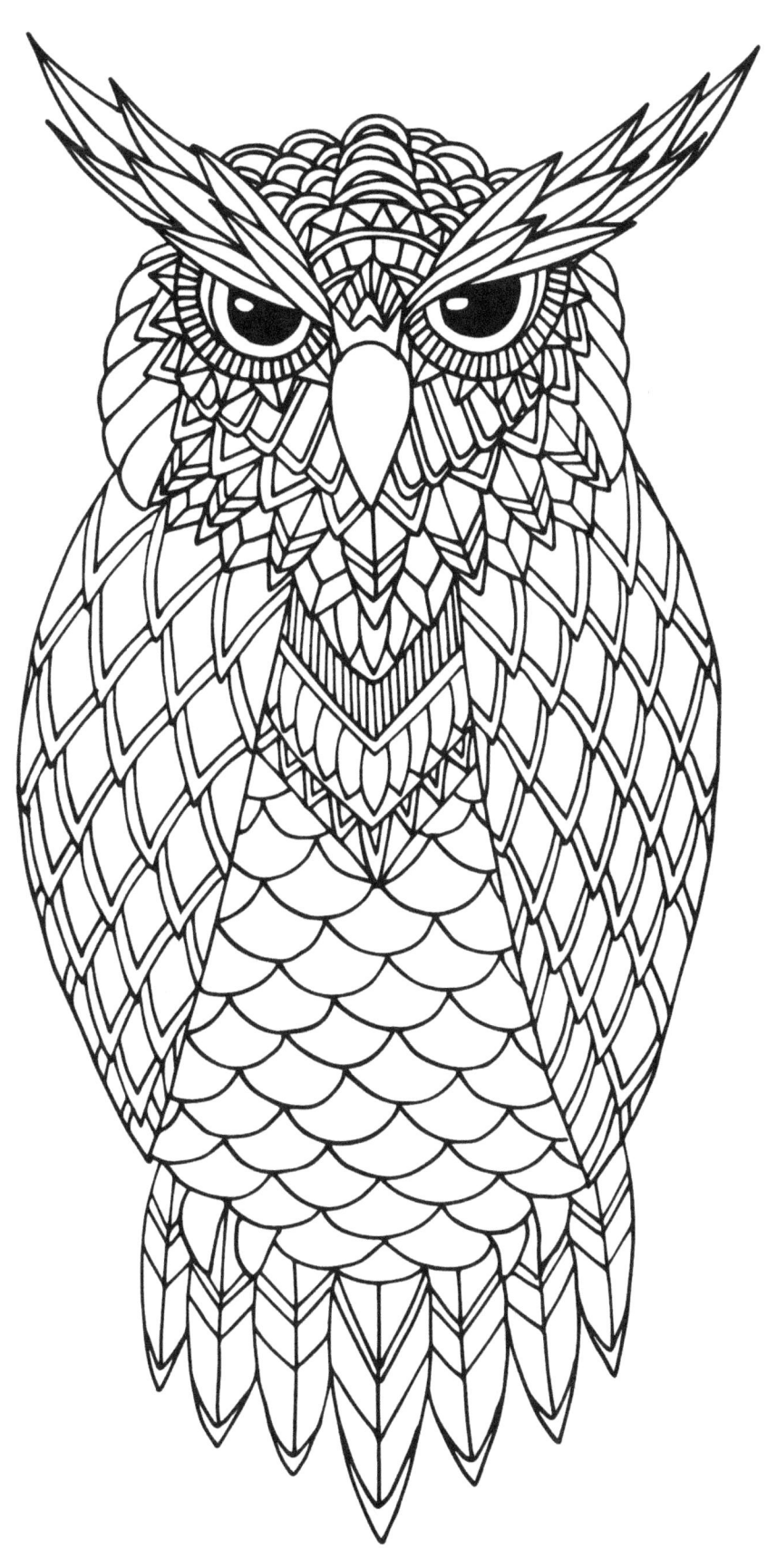

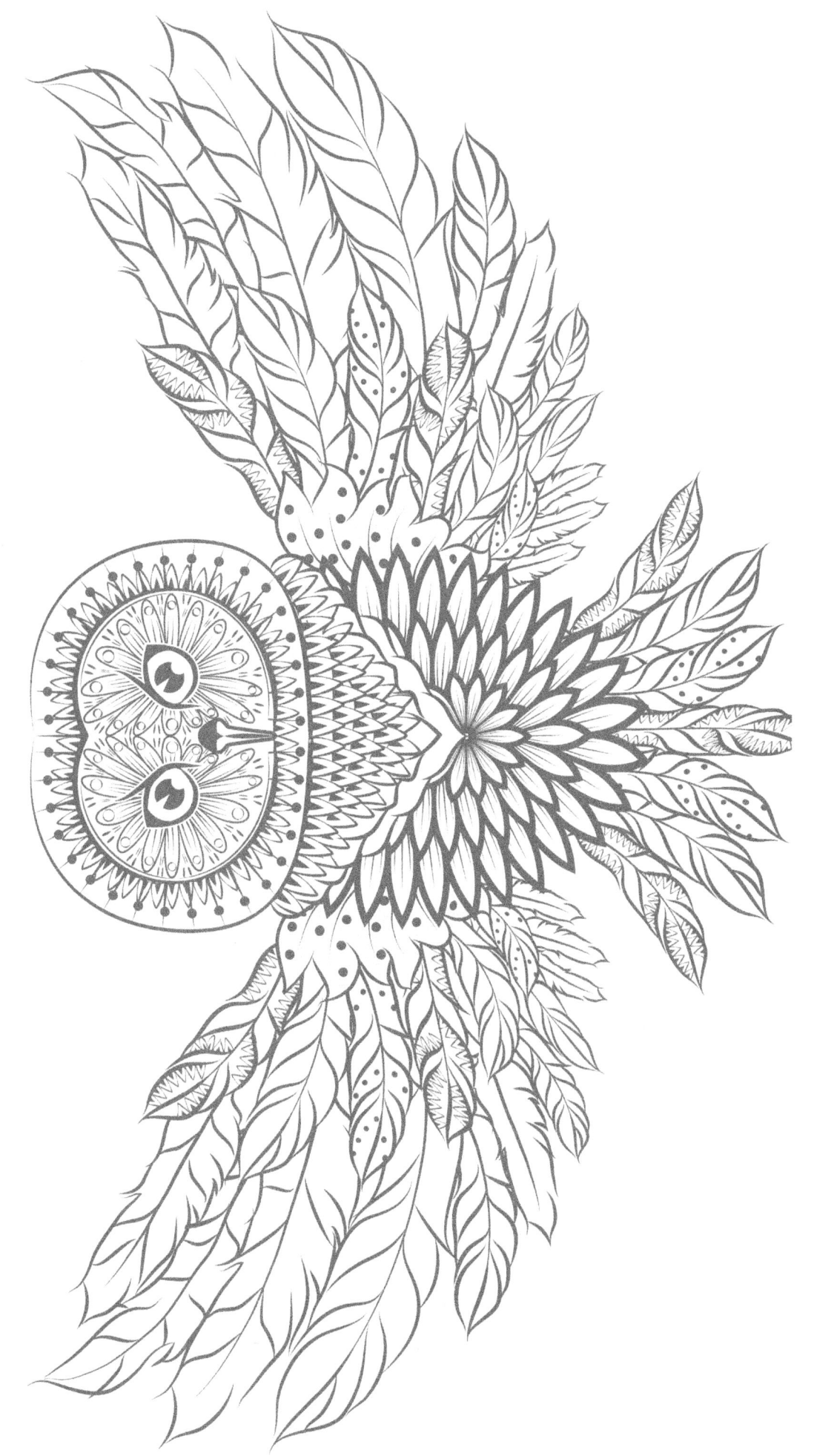

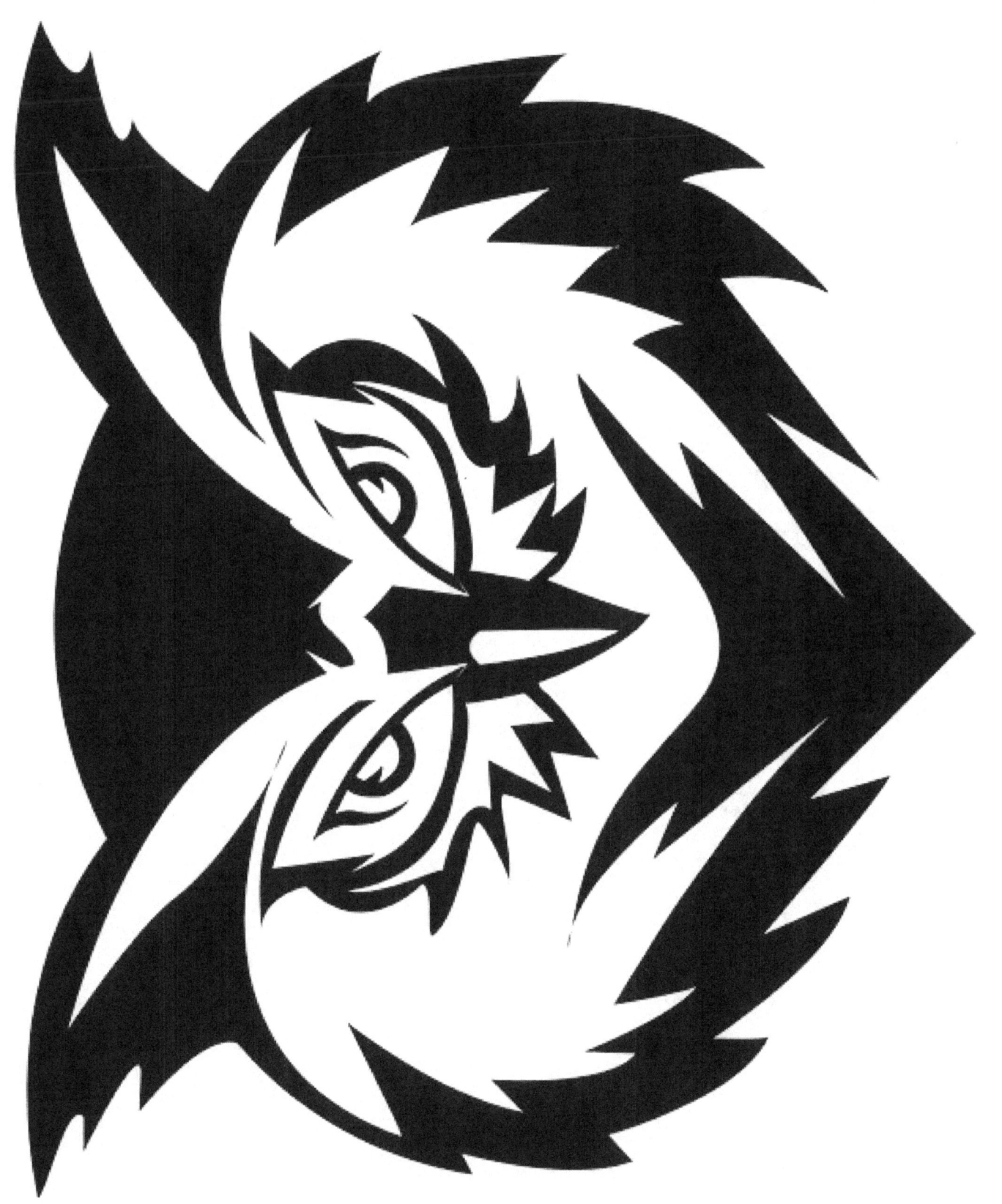

Wichtige Hinweise

Alle Angaben in diesem Buch wurden sorgfältig und nach bestem Wissen erstellt und erfolgen ohne Verpflichtung oder Garantie der Autorin und des Verlages. Sie übernehmen keine Verantwortung und Haftung für das Gelingen, sowie für Personen-, Sach- und Vermögensschäden.

Bildnachweise:
Titelbild Eule - © Drekhann/shutterstock.com
Titelbild Rahmen - © Irina Satserdova/shutterstock.com
Rahmenbild Vorwort - © OpenClipartVectors
Bild 1 - © Drekhann/shutterstock.com
Bild 2 - © panki/shutterstock.com
Bild 3 - © NotionPic/shutterstock.com
Bild 4 - © Helen Lane/shutterstock.com
Bild 5 - © carlacastagno/vectorstock.com
Bild 6 - © onanana/shutterstock.com
Bild 7 - © Fosin/shutterstock.com
Bild 8 - © panki/shutterstock.com
Bild 9 – © ClkerFreeVectorImages
Bild 10 - © panki/shutterstock.com
Bild 11 - © Helen Lane/shutterstock.com
Bild 12 - © Bimbim/shutterstock.com
Bild 13 - © Helen Lane/shutterstock.com
Bild 14 - © Helen Lane/shutterstock.com
Bild 15 - © carlacastagno/vectorstock.com
Bild 16 - © Alka5051/shutterstock.com
Bild 17 - © Helen Lane/shutterstock.com
Bild 18 - © AlenaChe/shutterstock.com
Bild 19 - © Antonio Baranessku/shutterstock.com
Bild 20 - © Pand P Studio/shutterstock.com
Bild 21 - © panki/shutterstock.com
Bild 22 - © AlexHliv/shutterstock.com
Bild 23 – © Dovile Kuusiene/shutterstock.com
Bild 24 – © Helen Lane/shutterstock.com
Bild 25 - © UniUla/shutterstock.com
Bild 26 - © mila/shutterstock.com
Bild 27 - © Drekhann/shutterstock.com
Bild 28 - © blackstroke/shutterstock.com
Bild 29 - © kostenkodesign/vectorstock.com
Bild 30 – © YAZZIK/shutterstock.com
Bild 31 - © kara-kotsya/vectorstock.com
Bild 32 – © ClkerFreeVectorImages
Bild 33 - © onanana/shutterstock.com
Bild 34 - © lenkis_art/shutterstock.com
Bild 35 - © panki/shutterstock.com
Bild 36 - © Ivala/shutterstock.com
Bild 37 - © Seamartini/vectorstock.com
Bild 38 - © Karen Arnold
Bild 39 - © YAZZIK/vectorstock.com
Bild 40 - © Palomita/shutterstock.com
Bild 41 - © Bimbim/vectorstock.com
Bild 42 - © YAZZIK/vectorstock.com
Bild 43 - © Lexver/shutterstock.com
Bild 44 - © panki/shutterstock.com
Bild 45 - © EkaterinaP/vectorstock.com
Bild 46 - © NYgraphic/shutterstock.com
Bild 47 - © AlexanderSurikov/shutterstock.com
Bild 48 - © KseniyaParkhimchyk/shutterstock.com
Bild 49 - © Khabarushka/shutterstock.com
Bild 50 - © garyandrews

Buchrückseite:
Mandala © panki/shutterstock.com
Hund - © Roman Poljak/shutterstock.com
Giraffen © anutaberg/fotolia.com
Pferde - © An Vino/shutterstock.com

2. Auflage 2016
Herausgeber und Copyright©:
SuperSenior® Marketing Ltd.
Quastenhornweg 2a
14089 Berlin